小肠出血性疾病诊断及治疗最新进展

日本《胃与肠》编委会　编著
《胃与肠》翻译委员会　译

辽宁科学技术出版社
·沈阳·

Authorized translation from the Japanese Journal，entitled
胃と腸　第53巻 第6号
ISSN：0536-2180
編集：「胃と腸」編集委員会
協力：早期胃癌研究会
Published by IGAKU-SHOIN LTD.，Tokyo Copyright © 2017

图书在版编目（CIP）数据

胃与肠．小肠出血性疾病诊断及治疗最新进展 / 日本《胃与肠》编委会编著；《胃与肠》翻译委员会译．— 沈阳：辽宁科学技术出版社，2021.10
ISBN 978-7-5591-1925-4

Ⅰ．①胃…　Ⅱ．①日…　②胃…　Ⅲ．①小肠—肠疾病—诊疗　Ⅳ．① R574.5

中国版本图书馆 CIP 数据核字（2020）第 241847 号

出版发行：辽宁科学技术出版社
（地址：沈阳市和平区十一纬路25号　邮编：110003）
印 刷 者：辽宁新华印务有限公司
经 销 者：各地新华书店
幅面尺寸：182 mm × 257 mm
印　　张：7.5
字　　数：180 千字
出版时间：2021 年 10 月第 1 版
印刷时间：2021 年 10 月第 1 次印刷
责任编辑：郭敬斌　唐丽萍
封面设计：袁　舒
版式设计：袁　舒
责任校对：黄跃成

书　　号：ISBN 978-7-5591-1925-4
定　　价：98.00元

编辑电话：024-23284354
E-mail：lkbjlsx@163.com
邮购热线：024-23284502
胃与肠官方微信：15640547725

《胃与肠》编委会（按五十音图排序）

主编 鹤田 修

编者

赤松 泰次	味冈 洋一	江头 由太郎	大仓 康男	小泽 俊文	小野 裕之
小山 恒男	海崎 泰治	九嶋 亮治	藏原 晃一	小林 广幸	齐藤 裕辅
清水 诚治	菅井 有	田中 信治	长南 明道	长浜 隆司	二村 聪
松田 圭二	松本 主之	门马 久美子	八尾 建史	八尾 隆史	山野 泰穗

专家委员会

主任委员

吕　宾　浙江中医药大学附属第一医院消化内科

委员（按姓氏笔画排序）

丁士刚　北京大学第三医院
王邦茂　天津医科大学总医院消化内科
王良静　浙江大学医学院附属第二医院内科
左秀丽　山东大学齐鲁医院
包海标　浙江中医药大学附属第一医院
杜奕奇　海军军医大学附属长海医院
李景南　北京协和医院消化内科
邹多武　上海交通大学医学院附属瑞金医院
沈锡中　复旦大学附属中山医院
张开光　中国科技大学附属第一医院
张国新　江苏省人民医院
陈卫昌　苏州大学附属第一医院
陈胜良　上海仁济医院消化内科
孟立娜　浙江中医药大学附属第一医院消化内科
侯晓华　华中科技大学同济医学院附属协和医院消化内科
祝　荫　南昌大学附属第一医院
黄智铭　温州医科大学附属第一医院
程向东　浙江省肿瘤医院
戴　宁　浙江大学医学院附属邵逸夫医院消化内科

翻译委员会（按姓氏笔画排序）

孙明军　中国医科大学附属第一医院内镜中心
张惠晶　中国医科大学附属第一医院内镜中心
赵　晶　浙江中医药大学附属第一医院

目 录

小肠出血性疾病诊断及治疗最新进展

松井 敏幸[1]

张惠晶　译

关键词　OGIB　小肠出血　小肠内镜　指南

[1] 福冈大学筑紫医院消化内科　〒8181-8502 筑紫野市俗明院 1 丁目 1-1
E-mail：matsui@fukuoka-u.ac.jp

前言

最近，随着小肠影像学检查手段的显著进步及临床研究成果的不断积累，对于小肠疾病尤其是出血性小肠疾病的诊断方案也逐步完善确立。这里需要特殊介绍的是小肠内镜的进步。2000 年，胶囊内镜（capsule endoscopy；CE）上市，目前已经成为诊断小肠疾病的常规检查手段而被广泛应用。2001 年，双气囊小肠镜（double balloon endoscopy；DBE）开始用于临床[1]，现在也已经成为日常临床诊疗中不可或缺的检查手段。基于日常诊疗中的大量临床数据，从而总结出最新的小肠内镜诊治指南（2015 年发布了《小肠内镜诊治指南》，2017 年发表了相同内容的英文版）[2, 3]。本书主要从指南内容、与国外指南[4, 5]的比较以及小肠出血性疾病的最新动态等方面进行介绍。

《胃与肠》曾推出过多期小肠疾病的特刊，记录如下：① 40 卷 4 号（2005 年）《消化道出血性疾病 2005》；② 40 卷 11 号（2005 年）《小肠内镜检查方法的进步》；③ 41 卷 12 号（2006 年）《小肠疾病诊疗的最新进展》；④ 43 卷 4 号（2008 年）《小肠疾病 2008》；⑤ 44 卷 6 号（2009 年）《小肠疾病——小病变的诊断及治疗的进步》；⑥ 45 卷 3 号（2010 年）《出血性小肠疾病——内镜诊断及治疗的最前沿》；⑦ 48 卷 4 号（2013 年）《胶囊内镜的现状与展望》；⑧ 49 卷 9 号（2014 年）《小肠溃疡的鉴别诊断》。可见，自 2005 年以来，《胃与肠》共推出 8 期关于小肠疾病及小肠出血性疾病的特刊，由此可以看出对这一专题积极投入的整体过程。

小肠出血性疾病的概念

“原因不明的消化道出血（obscure gastrointestinal bleeding；OGIB）”是由来已久的用语（**图 1**），仅从 pubmed 上检索就发现已经有 50 年以上的记载了。近年来，使用“原因不明的消化道出血”这一用语的论文刊载频率逐年增高，其概念也随着检查方法的进步及出血性疾病的变迁而有所改变。2007 年美国胃肠协会（American Gastroenterological Association；AGA）将其定义为“上 / 下消化道内镜检查无异常，小肠 X 线造影检查亦无异常的不明原因的消化道出血”（Raju 等，2007）[6]。在那之后，小肠内镜的诊断价值得到提高，全世界范围内也展开了对小肠出血性疾病检查策略的探讨，并综合整理出几个检诊流程。另一方面，随着小肠内镜检查的不断开展，OGIB 这种疾病也有了增加的趋势，其结果是 OGIB 这一用语被重新定义为“上 / 下消化道内镜检查无异常的不明原因的消化道出血”。随着疾病的特异性和自然史被不断掌握，诊断思路也需随之发生改变。最近美国胃肠病学院（American

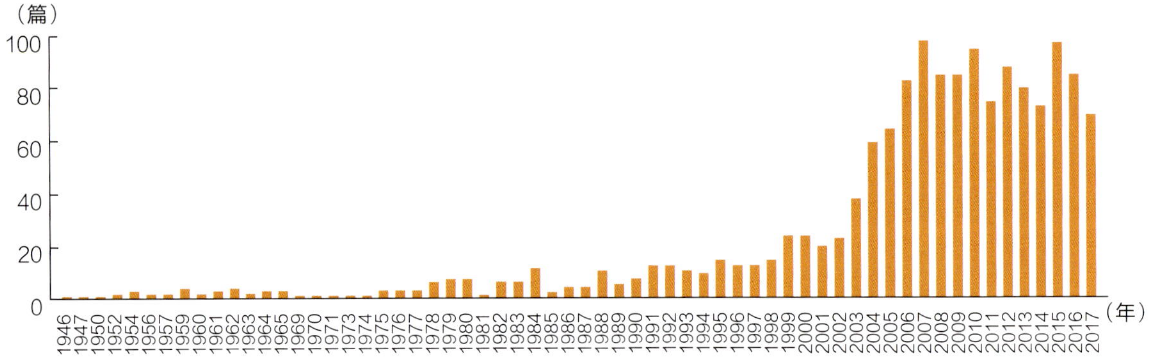

图1 OGIB 相关论文的数量随时间推移的变化（pubmed 上检索 1946—2017 年之间的数据）

College of Gastroenterology；ACG）的指南（2015）和美国胃肠内镜学会（American Society for Gastrointestinal Endoscopy；ASGE）的指南（2017）中将 OGIB 这一用语改为“小肠出血（small bowel bleeding）”或“疑似小肠出血（suspected small bowel bleeding）”。

小肠出血占全部消化道出血性疾病的 5%～10%，是发病率比较低的一种疾病[3-5]。约半数的 OGIB 多为反复出血。出血原因以血管扩张（angiectasia）最常见，占 20%～30%。如前所述，用“小肠出血”这一概念替换了以往的 OGIB，近年来，狭义的 OGIB 多建议用来指包括小肠在内的不明原因的出血。CTE（CT enterography）/ 增强 CT 是最先采用的检查手段，然后再行气囊辅助肠镜（balloon assisted endoscopy；BAE）或者设备辅助肠镜（device assisted enteroscopy；DAE）检查。

CE 和 BAE 对小肠出血性疾病有很高的诊断价值。因此，将其与上、下消化道内镜检查区别开来，并探讨各自的适应证，正是全球对于小肠出血诊治策略综合治理的要点。

小肠内镜对于 OGIB 的诊断价值

OGIB 分为显性出血（overt bleeding）和隐性出血（occult bleeding）两类。显性出血又进一步分为持续性出血（ongoing）和既往出血（previous），因此在诊断步骤上也有所不同。根据诊断和治疗的紧急程度不同，诊治顺序也有差异，依据紧急程度（大量出血、血流动力学不稳定、持续出血等）将诊治顺序 / 流程进行分别介绍。日本的指南中，对于 OGIB，首先推荐增强 CT（动态 CT 更好）检查，然后再进行小肠内镜检查（**图 2**）[2]。ACG 和 ASGE 的指南中则指出有必要重新进行上 / 下消化道内镜检查（**图 3**）[4, 5]。其理由是重新行上 / 下消化道内镜检查发现出血原因的比例并不低，重新行上消化道内镜检查发现出血原因的比例为 2%～25%[4, 5]，而再次行下消化道内镜检查发现出血原因的比例为 6%～23%[4, 5]。再次内镜检查之后，如果患者状态比较稳定，接下来应行 CE 检查。ACG 指南中针对稳定状态和大量出血分别列出了相应的流程图（**图 4a**）[7]。在患者全身状态不稳定的情况下应优先考虑 CT 血管造影或血管造影检查（**图 4b**）。对处于亚急性状态的患者，在症状稳定后再逐步进行 CE 检查及 BAE 检查（**图 4c**）。因此，要重视患者疾病的紧急程度、紧急性，情况不同，诊断的流程也就不同。

如前所述，小肠内镜检查是小肠出血的主要检查手段，其诊断准确率的相关报告根据诊治对象及出血后经过的时间等不同而有很大差异。例如，Lepileur 等（2012）[8] 的报告指出，CE 小肠检查的完成率为 85%（对象为 911 例 OGIB），小肠病变发现率为 56%，其中出血性疾病的发现率为 51%。另外有一些研究探讨了 CE 检查对

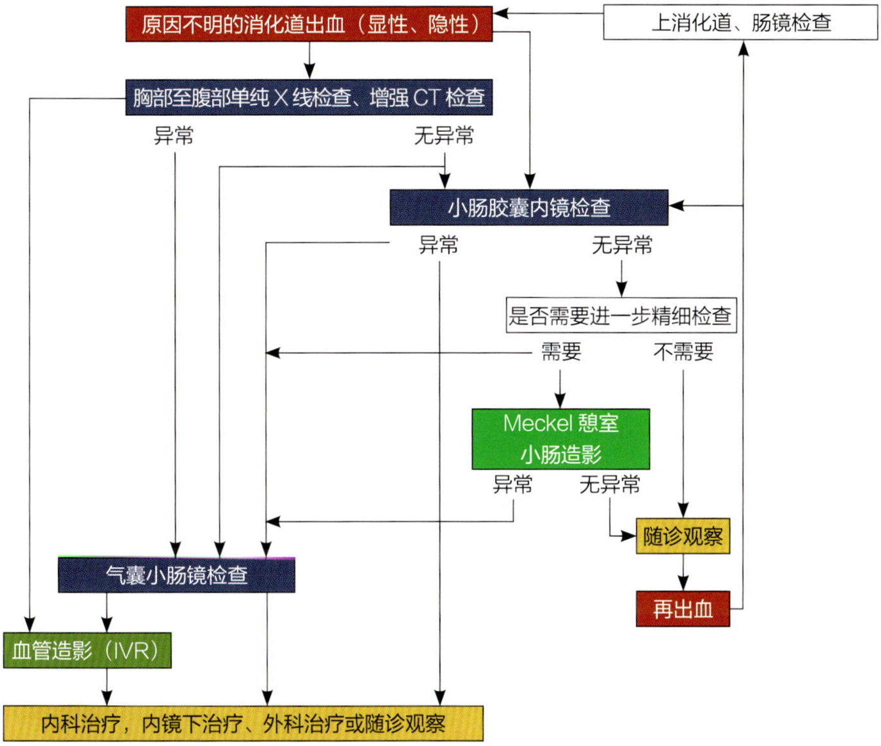

1）没有 CT 设备的情况下，也可以先行胶囊内镜检查，但日后希望完善 CT 检查。
2）注意有一些病变只能靠动态 CT 才能检查出来。
3）在有下列情况，即怀疑克罗恩病、伴有腹痛或腹胀症状、长期服用 NSAIDs、有腹部放疗史或腹部手术史时，应先进行探路胶囊检查以确保消化道的通畅性，然后再进行小肠胶囊内镜检查。另外，对于肠梗阻的患者（包括疑似肠梗阻患者）不要进行胶囊内镜检查，当然也不要进行探路胶囊的消化道通畅性检查。
4）内镜检查实施困难的情况。

Delphi 法评价；中间值 7.5，最低值 6，最高值 9
证据级别 Ⅳ b ~ Ⅴ，推荐程度 C1

图 2 对于 OGIB，小肠内镜诊疗的流程图（日本消化器内镜学会，JGES）
〔转载自山本博德等，小肠内镜诊疗指南 . Gastroenterol Endosc 57：2685–2720，2015〕

OGIB 病因的检出率。例如，Triester 等[9]对前瞻性试验进行了 meta 分析（2005），得出 CE 检查对 OGIB 的病因检出率为 56%。最近的一项多中心前瞻性试验得出，CE 对显性出血的检出率为 67%[10]。另外，关于 DBE，Xin 等[11]的系统综述（2011）指出，DBE 的全小肠检查完成率为 44%。来自日本的报告指出，DBE 的全小肠检查完成率为 71%[12]，欧美的也为 71%[13]，可见 DBE 的检查率差别不大。

小肠内镜对于 OGIB 的诊断能力根据发病时间与检查时间的间隔不同而有所差异。实际上，Bresci 等[14]的报告指出，如果在 OGIB 发病 2 周内行 CE 检查，其诊断率可达到 91%，超过 2 周后再检查，其诊断率则下降到 34%。Shinozaki[15]等对 170 例显性出血的患者进行了分析，发现如在 1 个月之内进行 DBE 检查，其诊断率可高达 84%，超过 1 个月后检查诊断率则降到 57%。另外对于持续性出血的病例，综合分析多数报告，诊断不明确的病例仍占到 10% ~ 23%[15–18]。对于 OGIB，通过统计多项研究

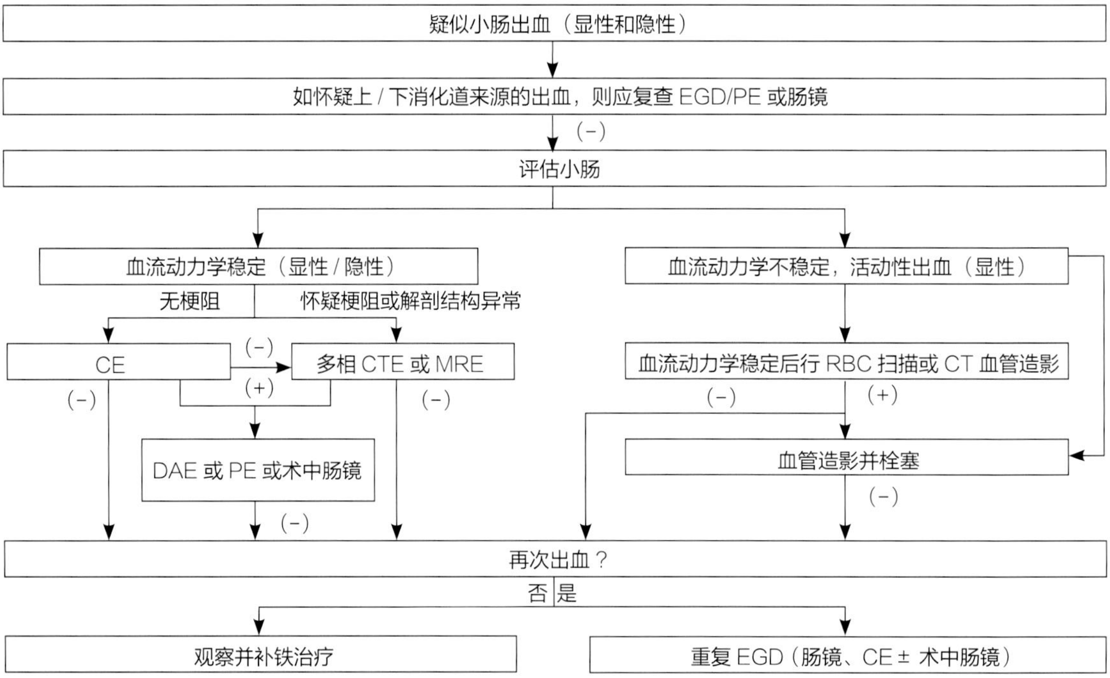

图3 对于疑似小肠出血病例的内镜诊疗流程（ASGE）

〔转载自 ASGE Standards of Practice Committee，et al. The role of endoscopy in the management of suspected small-bowel bleeding. Gastrointest Endosc 85：22-31，2017〕

得出 BAE 的诊断率为 43%～81%[4, 15, 17-20]。一项 meta 分析（2011）比较了 CE 与 DBE 的诊断能力，发现 CE 与 DBE 诊断率几乎相同（60% vs. 57%）[23]。通过以上数据可见，对于 OGIB，小肠内镜并不能达到 100% 确定诊断，许多病例仍需要追加其他检查。

狭义的 OGIB 与再出血

约半数的 OGIB 都为反复性出血。内田等[24, 25]对 318 例显性出血（overt，可视的）的 OGIB 进行了长期观察，发现再出血的比例较高，有 45 例（14.2%）出现了再出血，再出血的部位小肠占 73.3%，小肠以外的部位占 20%，部位不明确的占 6.7%。小肠出血的原发疾病中血管扩张占 42%，其次为 Dieulafoy 病等。小肠再出血中有 33% 为与初次出血不同部位的再出血，对于这种情况，需要考虑到血管性病变常为多发性的病变。另外对于再出血的情况，需要注意是否存在以下危险因素：小肠血管性病变、输血史、年龄大于 60 岁[24]。Niikura 等[26]也同样对大量 OGIB 病例进行了前瞻性随访研究并得出结论：1 年内再出血率为 11%，5 年内再出血率为 35.3%；再出血的危险因素为女性、肝硬化、华法林使用者、显性出血、CE 检查阳性等。美国一项 DBE 检查后长期随访的研究结果指出，初次为显性出血的病例 1 年后再次发生显性出血的概率为 34%，而初次为隐性出血的病例 1 年后发生显性出血的概率为 11%，可见有很大差别。但 3 年后再出血的发生率几乎没有差别，均约为 20%[27]。消化道出血根据患者的老龄化程度、基础疾病、用药史等因素不同而存在很大的变化空间。消化道出血时，即使大肠憩室出血，使用 NSAIDs（nonsteroidal anti-inflammatory drugs）和抗血栓药物、基础疾病等的混杂因素与小肠出血是共通的[28]。在问诊时、构建诊疗策略时以及对检查结果再评价时，都应将这些因素考虑在内。

为了提高对小肠出血及 OGIB 的诊疗效率，除了不断完善诊治指南之外，还应继续思考其中

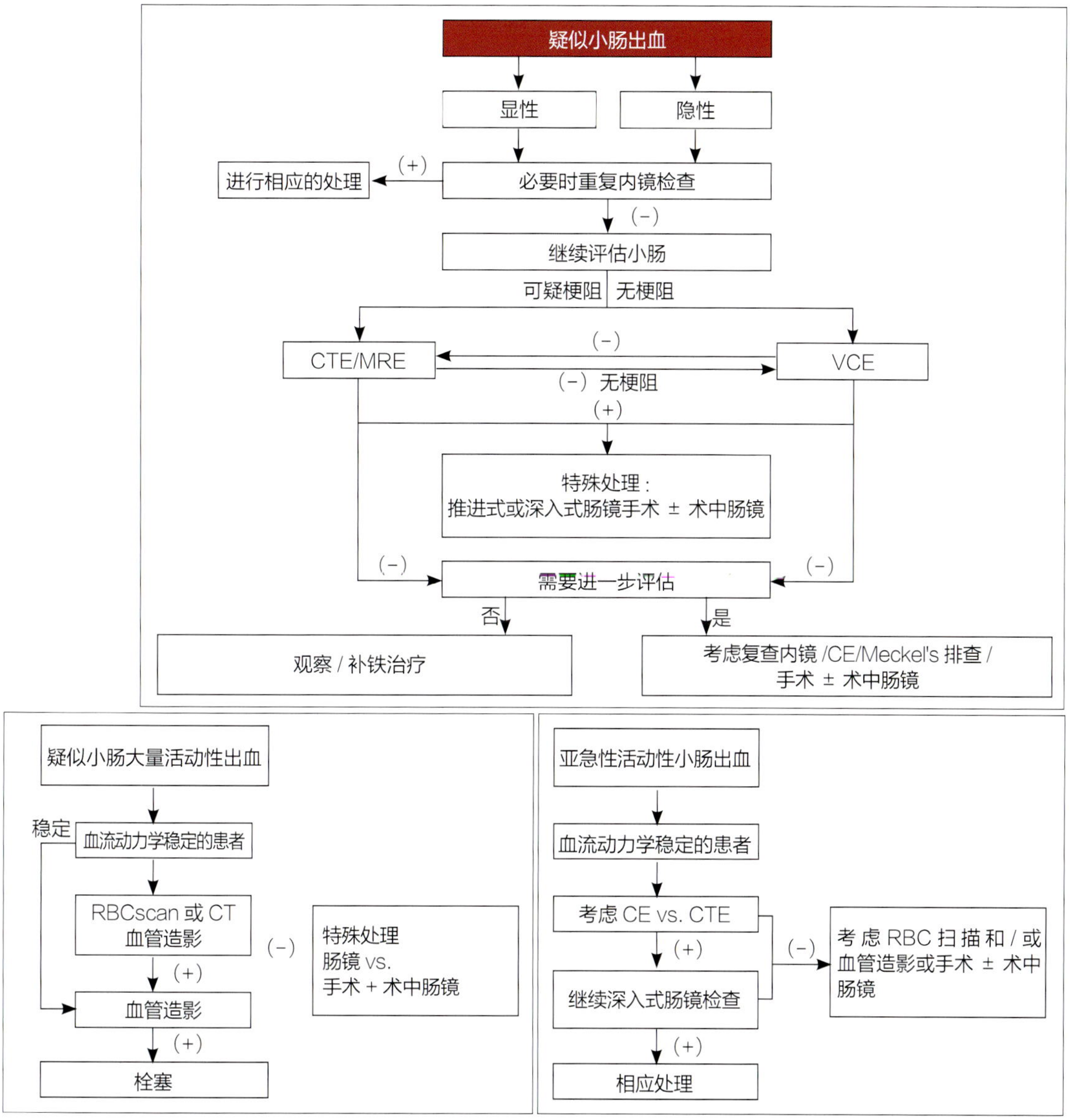

图 4 对于疑似小肠出血的诊疗指南（ACG 指南）

a 对于怀疑小肠出血病例的诊疗流程。

b 对于大量、紧急出血病例的诊疗流程。

c 对于亚急性显性出血病例的诊疗流程。

〔转载自 Gerson LB，et al. ACG clinical guideline：diagnosis and management of small bowel bleeding. Am J Gastroenterol 110：1265-1287，2015〕

存在的问题。希望本书能够明确阐述详细的现状及对策。

未来待解决的问题

通过使用放大内镜分类，对 LPM 的 T1a-EP 的诊断变得更加可靠。然而，从提高 T1a-MM 对 T1b-SM1 的正确诊断率的目的来看，并不令人满意，虽然这是最初的目标之一，而且也是放大内镜治疗的适应证，因此未来需要进行更深入的研究。另一方面，使用放大内镜对深度诊断有一定局限性，既有适合于放大内镜观察的病变，也有适合于通常观察或超声波内镜等其他形态的病变。重要的是，要正确决定采取哪种方式对病变进行更好、更全面的诊断，而不仅仅着眼于放大内镜的使用。

参考文献

[1] Yamamoto H, Sekine Y, Sato Y, et al. Total enteroscopy with a nonsurgical steerable double-balloon method. Gastrointest Endosc 53:216-220, 2001

[2] 山本博徳, 緒方晴彦, 松本主之, 他. 小腸内視鏡診療ガイドライン. Gastroenterol Endosc 57:2685-2720, 2015

[3] Yamamoto H, Ogata H, Matsumoto T, et al. Clinical practice guideline for enteroscopy. Dig Endosc 29:519-546, 2017

[4] ASGE Standards of Practice Committee, Gurudu SR, Bruining DH, et al. The role of endoscopy in the management of suspected small-bowel bleeding. Gastrointest Endosc 85:22-31, 2017

[5] Gerson LB, Fidler JL, Cave DR, et al. ACG clinical guideline: diagnosis and management of small bowel bleeding. Am J Gastroenterol 110:1265-1287, 2015

[6] Raju GS, Gerson L, Das A, et al. American Gastroenterological Association (AGA) Institute technical review on obscure gastrointestinal bleeding. Gastroenterology 133:1697-1717, 2007

[7] Pasha SF, Hara AK, Leighton JA. Diagnostic evaluation and management of obscure gastrointestinal bleeding: a changing paradigm. Gastroenterol Hepatol 5:839-850, 2009

[8] Lepileur L, Dray X, Antonietti M, et al. Factors associated with diagnosis of obscure gastrointestinal bleeding by video capsule enteroscopy. Clin Gastroenterol Hepatol 10:1376-1380, 2012

[9] Triester SL, Leighton JA, Leontiadis GI, et al. A meta-analysis of the yield of capsule endoscopy compared to the other diagnostic modalities in patients with obscure gastrointestinal bleeding. Am J Gastroenterol 100:2407-2418, 2005

[10] Katsinelos P, Lazaraki G, Gkagkalis A, et al. The role of capsule endoscopy in the evaluation and treatment of obscure-overt gastrointestinal bleeding during daily clinical practice: a prospective multicenter study. Scand J Gastroenterol 49:862-870, 2014

[11] Xin L, Liao Z, Jiang YP et al. Indications, detectability, positive findings, total enteroscopy, and complications of diagnostic double-balloon endoscopy: a systematic review of data over the first decade of use. Gastrointest Endosc 74:563-570, 2011

[12] Yamamoto H, Yano T, Ohmiya N, et al. Double-balloon endoscopy is safe and effective for the diagnosis and treatment of small-bowel disorders: prospective multicenter study carried out by expert and non-expert endoscopists in Japan. Dig Endosc 27:331-337, 2015

[13] Messer I, May A, Manner H, et al. Prospective, randomized, single-center trial comparing double-balloon enteroscopy and spiral enteroscopy in patients with suspected small-bowel disorders. Gastrointest Endosc 77:241-249, 2013

[14] Bresci G, Parisi G, Bertoni M, et al. The role of video capsule endoscopy for evaluating obscure gastrointestinal bleeding: usefulness of early use. J Gastroenterol 40:256-259, 2005

[15] Shinozaki S, Yamamoto H, Yano T, et al. Long-term outcome of patients with obscure gastrointestinal bleeding investigated by double-balloon endoscopy. Clin Gastroenterol Hepatol 8:151-158, 2010

[16] Arakawa D, Ohmiya N, Nakamura M, et al. Outcome after enteroscopy for patients with obscure GI bleeding: diagnostic comparison between double-balloon endoscopy and videocapsule endoscopy. Gastrointest Endosc 69:866-874, 2009

[17] Ohmiya N, Yano T, Yamamoto H, et al. Diagnosis and treatment of obscure GI bleeding at double balloon endoscopy. Gastrointest Endosc 66:S72-77, 2007

[18] Ohmiya N, Nakagawa Y, Nagasaka M, et al. Obscure gastrointestinal bleeding: Diagnosis and treatment. Dig Endosc 27:285-294, 2015

[19] Shishido T, Oka S, Tanaka S, et al. Diagnostic yield of capsule endoscopy vs. double-balloon endoscopy for patients who have undergone total enteroscopy with obscure gastrointestinal bleeding. Hepatogastroenterology 59:955-959, 2012

[20] Samaha E, Rahmi G, Landi B, et al. Long-term outcome of patients treated with double balloon enteroscopy for small bowel vascular lesions. Am J Gastroenterol 107:240-246, 2012

[21] Sun B, Rajan E, Cheng S, et al. Diagnostic yield and therapeutic impact of double-balloon enteroscopy in a large cohort of patients with obscure gastrointestinal bleeding. Am J Gastroenterol 101:2011-2015, 2006

[22] Kushnir VM, Tang M, Goodwin J, et al. Long-term outcomes after single-balloon enteroscopy in patients with obscure gastrointestinal bleeding. Dig Dis Sci 58:2572-2579, 2013

[23] Teshima CW, Kuipers EJ, Van Zanten SV, et al. Double balloon enteroscopy and capsule endoscopy for obscure gastrointestinal bleeding: an updated meta-analysis. J Gastroenterol Hepatol 26:796-801, 2011

[24] 内田元太, 中村正直, 渡辺修, 他. 原因不明消化管出血精査後における再出血予測因子と適切な経過観察期間に関する検討. 日消誌 114:1819-1829, 2017

[25] Uchida G, Nakamura M, Watanabe O, et al. Development and validation of a new scoring system to determine the necessity of small-bowel endoscopy in obscure gastrointestinal bleeding. Dig Liver Dis 49:1218-1224, 2017

[26] Niikura R, Yamada A, Nagata N, et al. New predictive model of rebleeding during follow-up of patents with obscure gastrointestinal bleeding: a multicenter cohort study. J Gastroenterol Hepatol 31:752-760, 2016

[27] Gerson LB, Batenic MA, Newsom SL, et al. Long-term outcomes of patients double-balloon enteroscopy for obscure gastrointestinal bleeding investigated. Clin Gastroenterol Hepatol 7:664-669, 2009

[28] Kinjo K, Matsui T, Hisabe T, et al. Increase in colonic diverticular hemorrhage and confounding factors. World J Gastrointest Pharmacol Ther 7:440-446, 2016

主题　小肠出血性疾病诊断及治疗最新进展

小肠出血性疾病的临床特征

矢野 智则[1]
坂本 博次
小林 泰俊
永山 学
宫原 晶子
东条 浩子
山本 博德

张惠晶　译

概述●小肠出血根据不同年龄、不同基础疾病等，其出血原因有很大不同。另外，对于小肠出血的检查方法也多种多样，各有利弊。为了选取合适的检查方法进行诊断，就需要掌握不同病变的发生率及各种检查手段的特点。《小肠内镜诊疗指南》中列出了对于OGIB的诊疗流程，胸腹部的增强CT被列为应该最先施行的检查方法。如通过CT检查发现阳性病变，应进一步行气囊内镜检查；如CT检查结果阴性，应行胶囊内镜检查，然后再根据胶囊内镜结果决定是否追加气囊内镜检查。但是，对于年轻患者来说，克罗恩病和Meckel憩室的发生率比较高，因此相较于胶囊内镜应先行经肛的气囊小肠镜检查。另外，对于视野不好的持续性出血的血管性病变，gel immersion endoscopy对确保视野有一定作用。

关键词　小肠出血　OGIB　mid-GI bleeding　小肠镜　gel immersion endoscopy

[1] 自治医科大学内科学讲座消化内科　〒329-0498 下野市药师寺 3311-1
E-mail：tomonori@jichi.ac.jp

前言

21世纪以来，随着胶囊内镜（capsule endoscopy；CE）和气囊辅助内镜（balloon assisted endoscopy；BAE）的上市，小肠疾病的诊断及治疗策略发生了巨大变化。与此同时，有关消化道出血gastrointestinal bleeding（GI bleeding）的概念也发生了变化，并开始使用了新的用语。因此，在谈论小肠出血相关问题时，有必要理解相关用语的意义。

一直以来，消化道出血分为upper-GI bleeding（上消化道出血）和lower-GI bleeding（下消化道出血）两类，但也有人提倡[1]采用“适宜用CE或BAE来检查的十二指肠乳头开始至回肠末端的消化道出血”为mid-GI bleeding（中消化道出血）这一概念。虽然作为解剖用语的“小肠”包括全部十二指肠，但由于发病率、基础疾病及检查方法的不同，而将十二指肠乳头口侧的出血归为upper-GI bleeding，在实际临床中处理的方法也有所不同。因此大多将mid-GI bleeding称为“小肠出血”。

另外还有“原因不明的消化道出血（obscure gastrointestinal bleeding；OGIB)”这一概念。OGIB的定义多种多样，日本多将OGIB定义为上、下消化道内镜检查后未明确出血原因的一类疾病。OGIB分为不伴有显性出血的occult OGIB和伴有显性出血的overt OGIB。overt OGIB又进一步分为持续性出血的ongoing overt OGIB和既往出血的previous overt OGIB。如前所述，可见OGIB与mid-GI bleeding的意义并不相同。对OGIB进行

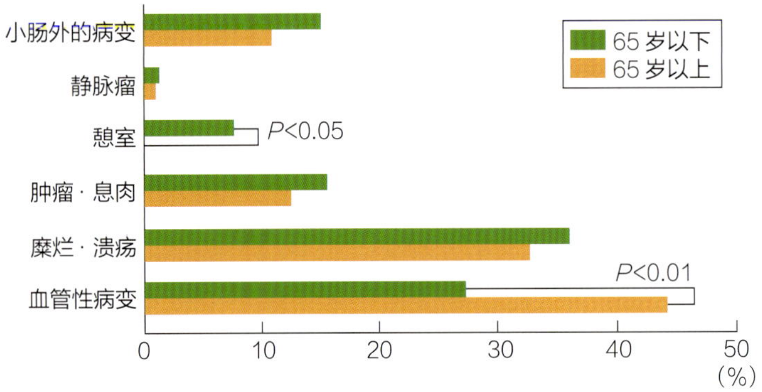

图 1 65 岁以下和 65 岁以上患 OGIB 出血性疾病的患者比例
〔转载自矢野智则 . 小肠—小肠出血 . 消化内镜 24：558-561，2012〕

精密的检查，如明确出血原因为始于十二指肠乳头至回肠末端这一范围内的病变，那么就可以认为是 mid-GI bleeding。

OGIB 中也包括那些由于检查时间等问题而未查明出血原因的疾病，如食道、胃及大肠等常见的上、下消化道内镜检查中可观察到的部位的出血。有报告指出，OGIB 中因怀疑小肠出血而行双气囊小肠镜（double balloon enteroscopy；DBE）检查[2]的患者中有约 18% 的患者被判定为小肠以外的部位出血。

引起 mid-GI bleeding 病变的种类及发生率

引起 mid-GI bleeding 的病变包括血管性病变、炎症性病变（糜烂 / 溃疡）、肿瘤性病变（肿瘤 / 息肉）、憩室等。其中血管性病变占 40.4%，炎症性病变占 29.9%，肿瘤性病变占 22.2%，憩室占 4.9%，其他病变占 2.7%[3]。这种比例存在地域差别，在欧美地区以血管性病变居多，而在日本及其他亚洲地区则多以炎症性病变为主。存在差别的原因可能为人种的差别、基础疾病不同或所选择的检查方法不同等。

另外，在年龄方面，65 岁以上的患者以血管性病变居多，而 65 岁以下的患者以 Meckel 憩室等居多，此外包括克罗恩病在内的炎症性病变相关的溃疡 / 糜烂等也比较常见（**图 1**）[4]。

在这些引起出血的疾病中，血管性病变、炎症性病变、良性肿瘤 / 息肉、憩室等，即便诊断不及时，也不会对预后产生很大影响。但是如果原发病为恶性肿瘤，诊断不及时将会影响预后。在日本，作为恶性肿瘤的癌主要以消化道间质瘤（gastrointestinal stromal tumor；GIST）和淋巴瘤为主，其中 GIST 由于是富含血管的肿瘤，常因引起 overt OGIB 而被诊断出[5]。

关于 OGIB 的病史、症状、血液检查的解读

病史项目主要包括大便的颜色、平时的排便频率及大便性状、是否伴随呕血、有无腹痛 / 腹胀等腹部症状、用药史、体重变化、有无发热、有无肛门病变、有无鼻出血、既往史、基础疾病、家族史、腹部手术史等。

大便颜色受血液被排出的时间所影响，小肠近端的出血多为黑色便，小肠远端的出血多为暗红色便或鲜血样便，黑便也比较常见[2]。但如果短时间内急剧大量的出血，那么即使是十二指肠出血也呈现为鲜血样便，而有习惯性便秘的患者由于数日后才排出积血，所以即使为末端回肠的出血也会接近黑色。因此，不仅要关注大便的颜色，还应该考虑排便的频率。另外，急剧大量的出血还未从肛门排出前，也有因出血性休克而来就诊的患者，所以即便为非血性便，也不能完

全排除消化道出血。

呕血一般考虑为 Treitz 韧带口侧端，也就是食道、胃、十二指肠来源的出血。但如果由于肿瘤、狭窄等导致近端空肠通过障碍等情况，Treitz 韧带肛侧端的出血也可表现为呕血。

伴发腹痛、腹胀等腹部症状时，常提示存在肿瘤性病变或克罗恩病等所导致的小肠狭窄。一般来说，较为年轻的患者，如伴体重减轻、发热、肛门部病变，则高度怀疑克罗恩病。

如果是有慢性肾功能不全、肝硬化等门脉高压症或心脏病等基础疾病的患者，则血管性病变的发生率比较高。

如有非甾体抗炎药（nonseroidal anti-inflammatory drugs；NSAIDs）、钙制剂或抗癌药物的服用史，应考虑药物性小肠损害。免疫力低下状态时要考虑巨细胞病毒性肠炎。如果存在进展期癌，还应该考虑是否存在转移性小肠癌。

鼻出血也可能引起不明原因的黑便，因此也要明确是否有鼻出血病史或者家族史中是否存在遗传性出血性末梢血管扩张症（hereditary hemorrhagic telangiectasia，即 Osler-Weber-Rendu 病）。

要详细询问患者是否有腹部手术史，这也有助于诊断，即使不明确具体的术式，也可以从手术前后过程推断出做了哪种手术。对于反复发作的肠梗阻来说，行侧侧吻合的旁路手术可能性大，要考虑到是否存在盲袢综合征（blind loop syndrome）。

血液检查结果中的 MCV（mean corpuscular volume）值降低，常提示慢性出血；如果 MCV 为正常值，多提示急性出血。出血时的采血结果中 BUN/Cr 比值升高常提示近端小肠出血，比值大致正常时多考虑可能为大肠出血。怀疑克罗恩病时不要忘记检测 CRP 或白蛋白。

《小肠内镜诊疗指南》中的 OGIB 诊疗流程

日本 4 个相关学术团体（日本消化内镜学会、日本消化病学会、日本消化学会、日本胶囊内镜学会）共同制订的《小肠内镜诊疗指南》中[2]列出了 OGIB 的诊疗流程（**图 2**）。

诊疗流程图显示，对于 OGIB 首先应该进行胸腹部的 CT 或增强 CT 检查。小肠 GIST 通过动态增强 CT 的早期影像可以诊断出来，所以只要没有肾功能损害或造影剂过敏，动态 CT 影像可以被做成冠状面断层图像。CT 检查时，除了注意造影剂是否漏出（extravasation）血管外，还应注意小肠壁有无肥厚、肿瘤、狭窄、扩张等，以及有无淋巴结肿大及异常血管。

不具备行紧急 CT 条件的机构，也可以先行胶囊内镜检查，由于仅行胶囊内镜检查有时很难发现大的肿瘤性病变（尤其是 GIST），因此日后还应该追加动态 CT 检查。

CT 检查未见异常时，可以行 BAE 详细观察，必要时可以施行相应的活检及治疗。ongoing overt OGIB 时，根据血性肠液判断出血部位，然后再选择 BAE 的插入路径，经口插入是基本操作。但如果 CT 等提示远段回肠出血，也可以选择经肛插入。对于 previous overt OGIB 和 occult OGIB，根据 CT 检查的异常所见部位来选择 BAE 的插入路径。

大量出血或心肺功能低下等不能施行内镜检查的情况下，可以选择经血管造影动脉栓塞术。但需要注意动脉栓塞术后可能会引起缺血性狭窄、坏死等。

CT 结果未见异常而需要进行胶囊内镜检查时，如有以下情况，即怀疑克罗恩病、伴有腹痛或腹胀症状、长期服用 NSAIDs、有腹部放疗史或腹部手术史等，应先进行探路胶囊（Medtronic 公司制造）检查以确保消化道的通畅性。对于肠梗阻（包括疑似肠梗阻）患者，不应行胶囊内镜检查，这其中也包括探路胶囊检查。

CT 检查中如发现异常，可以根据其结果选择相应的策略，或行 BAE 检查，或选择内科治疗、外科治疗或随访观察等。如胶囊内镜检查未见异常，应根据患者的临床病程来判断是否需要进一步检查，如追加 BAE、Meckel 憩室显影术等。

在引起消化道出血的疾病中，也存在像 Dieulafoy 病这种非出血状态下很难观察到的病

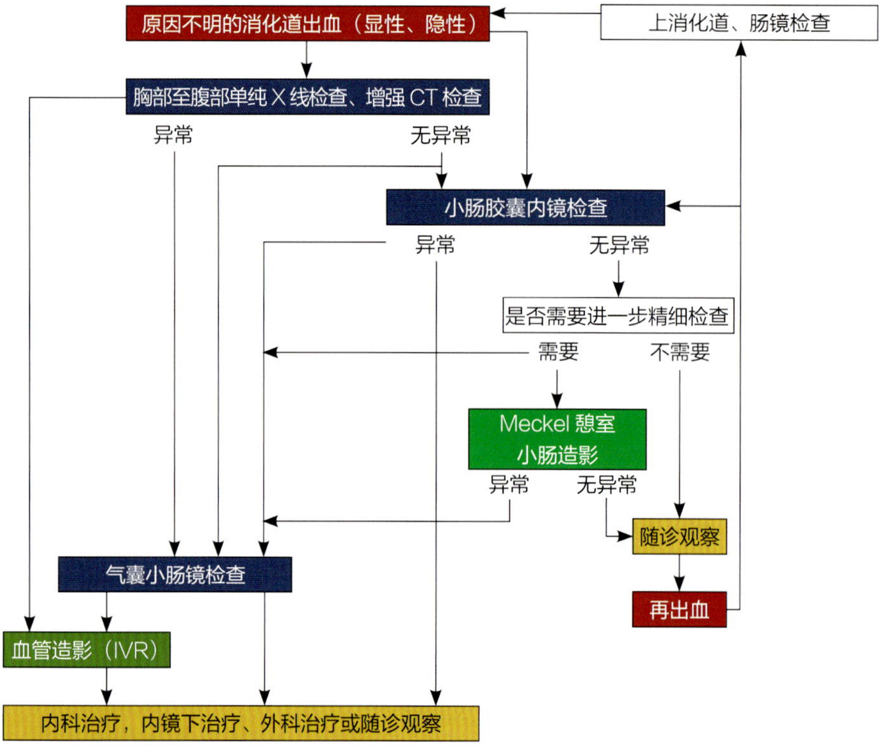

1）没有 CT 设备的情况下，可以先行胶囊内镜检查，但日后也希望完善 CT 检查。
2）要注意一些病变只能靠动态 CT 才能检查出来。
3）在有下列情况，即怀疑克罗恩病、伴有腹痛或腹胀症状、长期服用 NSAIDs、有腹部放疗史或腹部手术史时，应先进行探路胶囊检查以确保消化道的通畅性，然后再进行小肠胶囊内镜检查。另外，对于肠梗阻的患者（包括疑似肠梗阻患者）不要进行胶囊内镜检查，当然也不要进行探路胶囊的消化道通畅性检查。
4）内镜检查实施困难的情况。

Delphi 法评价；中间值 7.5，最低值 6，最高值 9
证据级别 Ⅳ b ~ Ⅴ，推荐程度 C1

图 2 对于 OGIB，小肠内镜诊疗的流程图（JGES）
〔转载自山本博德等，小肠内镜诊疗指南 . Gastroenterol Endosc 57：2685-2720，2015〕

变，因此如果各种检查中都未发现异常，那么应仔细进行随访观察。对患者本人也应进行详细说明，如再出血时让其紧急来诊，及时复查包括动态 CT 及胃镜、肠镜在内的检查。

对于相对年轻的 OGIB 患者，优先选择经肛 DBE

按照前述的诊疗流程，可以在任何时间自由选择任意一种检查，但有时考虑到检查设备的状况或外院的检查结果等，则不能完全照搬诊疗流程。

在笔者所在医院，DBE 比较容易施行，CT 检查也可以在任何时间进行。因此，对于相对年轻（40 岁左右）的 OGIB 患者，大多采取与前述的诊疗流程不同的诊治策略（**图 3**）。比较年轻的 OGIB 患者，克罗恩病和 Meckel 憩室的发生率比较高。由于小肠处于缺血状态，普通的腹部 CT 检查中常无异常发现，因此可以直接进行胶囊内镜检查，但要考虑到克罗恩病小肠狭窄所

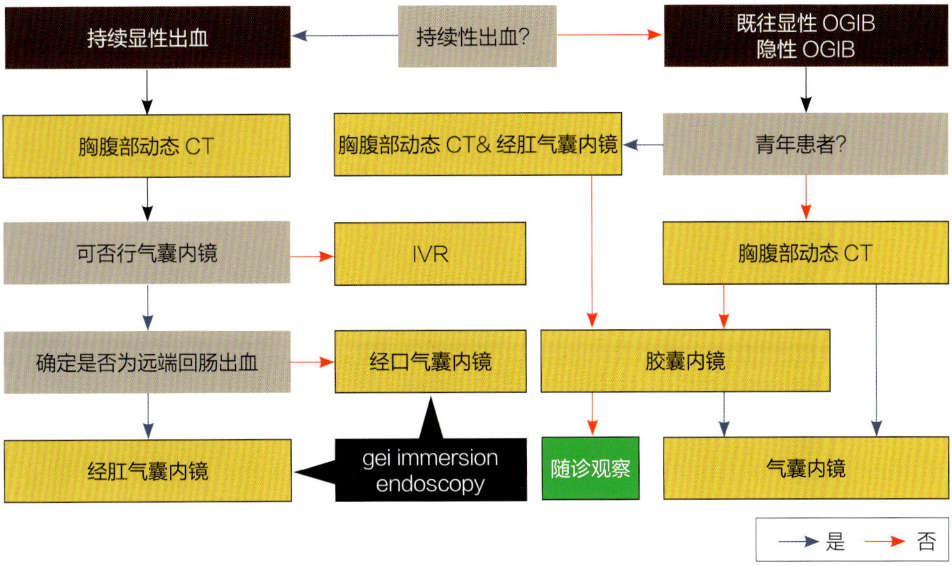

图 3 笔者所在医院对 OGIB 的诊疗流程

致的胶囊滞留问题。为了减低胶囊滞留的风险，也可以先行探路胶囊检查以确保消化道的通畅性，如在门诊检查，则会增加来诊的次数。另外，也应注意胶囊内镜检查对于 Meckel 憩室存在假阴性的问题。

因此，在现有的检查条件下，可以将胸腹部动态 CT 和经肛 DBE 检查约到同一天上午，服用肠道清洁药物后先行胸腹部动态 CT 摄影即 CTE（CT enterography）检查。如 CTE 检查中发现异常，可以采取相应的诊治措施；如 CTE 检查中未见异常，则可以按预先约定的继续行经肛 DBE 检查。经肛 DBE 需要从回盲瓣插入口侧约 150cm，然后再进行选择性造影确认有无狭窄。如果仍未发现异常病灶，可以行胶囊内镜检查来观察其他肠段。

持续性出血视野不佳的情况下进行 gel immersion endoscopy

对于 ongoing overt OGIB，希望能够进行迅速的止血治疗。患者全身状态差不能耐受 BAE 时，可以进行腹部血管造影下的血管栓塞术，但有引起缺血性狭窄及坏死的风险。所以如能耐受 BAE，则可以行内镜下的止血治疗。

在进行止血夹止血等内镜治疗之前，首先需要确保内镜下视野清晰。小肠肠腔比较狭小，流出的血液会占据肠腔，很难保持清晰的视野。即使注水冲洗，由于水和血液会混在一起，因此达不到理想效果。目前采用注入透明胶体的 gel immersion endoscopy[7] 来确保视野清晰。

具体的操作方法是，在接近出血点视野较差的部位（**图 4**），经 BAE 的活检孔道注入无色透明且有适当黏度的 OS-1 胶（大冢制药公司制造），这是一种胶状的经口补水液。注入后会使肠腔内充满胶体，从而呈现出透明的作业空间。在这种胶状物中行内镜观察不但可以准确地判断出血点，而且胶体还能够抑制出血势头，因此可以保障内镜止血治疗得以稳步进行。插入止血夹等器械后，如果想通过 BioShield irrigator（喷洒管）追加注入

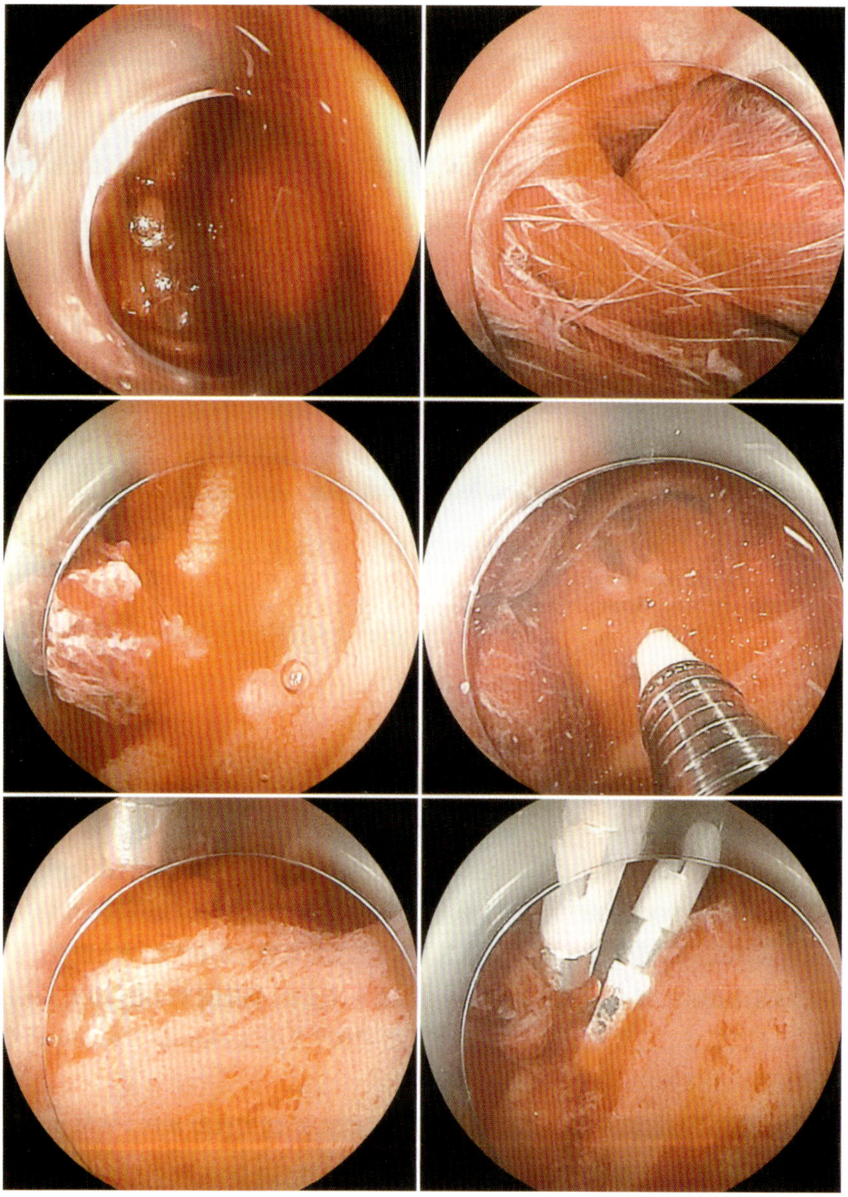

a b
c d
e f

图4 双气囊小肠镜内镜图像

a 对 ongoing overt OGIB 行动态 CT 检查，发现在重建肠管的输入袢盲端有造影剂漏出，紧急行经口 DBE 检查。近输入袢盲端肠腔内可见新鲜血液及血凝块残留。

b 利用经活检孔道注入 OS-1 胶的 gel immersion endoscopy 寻找出血点。透明的胶体不与新鲜血混合，血凝块也由于富含纤维蛋白纤维，可以很容易区分观察出来。

c 血凝块附着部位可见搏动性出血，判定为 Type 2a 型小肠血管性病变。

d 注入透明的胶体后确保了操作空间，然后留置止血夹。活检孔径为 3.2mm 以上的内镜，即使插入止血夹装置后，仍可以通过插入 BioShield irrigator（喷洒管）追加注入胶体。

e 在充满胶体的肠腔中行内镜观察，可见止血夹近旁仍存在持续性出血。

f 追加留置 2 枚止血夹完成止血。

〔转载自 Gerson LB，et al. ACG clinical guideline：diagnosis and management of small bowel bleeding. Am J Gastroenterol 110：1265-1287，2015〕

胶体，那么就需要使用活检钳口径在 3.2mm 以上的内镜。另外，在经肛插入时即使口侧的血性肠液流下来，注胶法也很容易确保视野清晰。

结语

《小肠内镜诊疗指南》中介绍了 OGIB 的诊疗流程，为了能够做出高效的诊断，应结合患者的年龄、背景疾病、病史及各种检查结果推测出可能的疾病，然后在了解各种检查手段优缺点的基础上再进行相关的检查。

参考文献

[1] Ell C, May A. Mid-gastrointestinal bleeding：capsule endoscopy and push-and-pull enteroscopy give rise to a new medical term. Endoscopy 38:73-75, 2006

[2] Ohmiya N, Yano T, Yamamoto H, et al. Diagnosis and treatment of obscure GI bleeding at double balloon endoscopy. Gastrointest Endosc 66: S72-77, 2007

[3] Xin L, Liao Z, Jiang YP, et al. Indications, detectability, positive findings, total enteroscopy, and complications of diagnostic double-balloon endoscopy：a systematic review of data over the first decade of use. Gastrointest Endosc 74:563-570, 2011

[4] 矢野智則. 小腸—小腸出血. 消内視鏡 24:558-561, 2012

[5] Mitsui K, Tanaka S, Yamamoto H, et al. Role of double-balloon endoscopy in the diagnosis of small-bowel tumors：the first Japanese multicenter study. Gastrointest Endosc 70:498-504, 2009

[6] 山本博徳, 緒方晴彦, 松本主之, 他；日本消化器内視鏡学会, 日本消化器病学会, 日本消化管学会, 日本カプセル内視鏡学会, 日本消化器内視鏡学会ガイドライン委員会. 小腸内視鏡診療ガイドライン. Gastroenterol Endosc 57:2685-2720, 2015

[7] Yano T, Nemoto D, Ono K, et al. Gel immersion endoscopy：a novel method to secure the visual field during endoscopy in bleeding patients (with videos). Gastrointest Endosc 83:809-811, 2016

Summary

Clinical Characteristics of the Small Intestinal Bleeding

Tomonori Yano[1], Hirotsugu Sakamoto,
Yasutoshi Kobayashi, Manabu Nagayama,
Shoko Miyahara, Hiroko Tojo,
Hironori Yamamoto

The incidence and causal factors of small intestinal bleeding differ according to patients' background, including age and comorbidities. While various modalities can detect the causes of small intestinal bleeding, each test has certain advantages and disadvantages. Thus, the explicit recognition of the incidence of diseases and the characteristics of each modality for selecting the appropriate test is imperative. The clinical practice guideline for enteroscopy has proposed the diagnostic algorithm for OGIB, which positions the thoracoabdominal contrast CT scan as the first diagnostic test. Accordingly, a significant finding in the CT scan should be followed by balloon enteroscopy for further evaluation. On the contrary, capsule enteroscopy should be performed if the CT scan reveals no findings. In this case, however, additional tests, such as balloon-assisted enteroscopy, should be considered on the basis of the results of capsule enteroscopy. However, especially for younger patients, retrograde balloon-assisted enteroscopy could be performed before capsule enteroscopy because Crohn's disease and a Meckel' s diverticulum are more prevalent in younger patients. Regarding endoscopic hemostasis, gel immersion endoscopy is advantageous in obtaining and securing the visual field for the ongoing overt bleeding vessels.

[1] Division of Gastroenterology, Department of Medicine, Jichi Medical University, Shimotsuke, Japan

主题　小肠出血性疾病诊断及治疗最新进展

小肠出血性疾病的病理

二村 聡[1]

张惠晶　译

概述●引起小肠出血的疾病在病理学上可分为肿瘤性病变和非肿瘤性病变两大类。两者之间的鉴别诊断除病理形态学所见外，各种各样的临床信息也是很重要的。因此，临床医生和病理医生之间有必要保持紧密联系并进行充分的意见交流，这是不可或缺的。

关键词　**小肠　出血　溃疡　血管性病变　病理诊断**

[1] 福冈大学医学部病理学讲座　〒814–0180 福冈市城南区七隈 7 丁目 45–1

前言

在病理学上，小肠出血性疾病可分为发育异常、循环障碍、炎症、肿瘤及其他几种类别。每一类别又可以分成几个病种 / 疾病单元。因此小肠出血性疾病的病理诊断过程就是在综合临床信息和病理形态学所见基础上对疾病做出适当的分类。希望经过一系列工作后所得到的病理学信息与临床影像学完全符合，一旦两者之间出现偏差，病理医生和临床医生也可以有互相商量的余地。

因此，对于小肠出血性疾病进行病理诊断的第一要务是适当收集病变所在的部位、病变的数量、病变的分布及肉眼形态等相关信息，并参考这些临床信息进行工作。

本章首先对出血的病理进行概述，然后讲述小肠出血性疾病病理学分类及大体观察的要点，最后再对血管性病变最新的分类（通用名，国际血管瘤、血管畸形学会分类）进行介绍。

出血的病理

1. 出血的定义及种类

出血的定义为所有血液成分脱出或溢出血管外。病理组织学上将红细胞溢出血管外的现象作为判定出血的指标，而将血红蛋白的沉积灶作为判定既往出血灶的指标。

另外，出血根据血管划分可分为动脉性出血、静脉性出血和毛细血管性出血。其中毛细血管性出血并不是严格限定于毛细血管引起的出血，也包括毛细血管前后的血管，尤其是细小静脉引起的出血。动脉性出血常为搏动性、喷射性出血，引起血液大量流失。静脉性出血时血液丢失的速度虽较动脉性出血较为缓和，但也常常引起大量失血。毛细血管性出血为渗出样出血，有时出血部位不明确。

出血根据其机制可分为破裂性出血和漏出性出血。前者是由于血管壁自身损伤破裂引起的出血，之前所说的动脉性出血和静脉性出血大致属于此类。除了外伤、手术引起的血管损伤 / 切断可导致动脉性出血外，血管本身的病变（如动静脉瘤、血管炎、血管坏死、动脉硬化）及血管周围的破坏性病变（如恶性肿瘤、消化道溃疡、各部位的脓肿）波及血管也可导致动脉性出血。

漏出性出血是血管壁无破裂，主要由于血管内皮细胞之间的间隙扩大所引起的出血。包含毛细血管在内的小血管（尤其是毛细血管后细静脉）的出血就属于此类出血。引起漏出性出血的原因有很多种，总结起来主要有4方面：①毛细血管内血流变缓；②由扩张引起的血管壁伸展；③血管壁损害引起的通透性增高；④血小板数量极度低下。

2. 出血的影响

根据出血的量、出血的速度、出血的部位以及由出血所引起的组织障碍的性质及程度不同，分为全身性影响和局部性影响。

全身性影响中最严重的是循环血量减少性休克。如果大量且急剧出血，来不及动员代偿反应，则可导致死亡。而小血管出血、少量出血虽然不会导致死亡，但如果长期持续出血，或反复出血，则会导致储备铁耗竭而引起严重的缺铁性贫血。

局部性影响多数是指由于血液潴留（如血肿形成）而引起的局部压迫或堵塞。通常出血灶周围的组织由于氧及营养供给不足可引起组织坏死（出血性坏死）。

3. 出血的转归

出血时，为了防止失血，会引发一系列称为“止血的”生理反应。尤其是破裂性出血时，这种生理反应更为典型。更为详细的过程在病理学相关书籍中有介绍，本文主要讲述组织内的出血灶随时间改变而发生的相应变化。

小的出血灶被完全吸收和处理后几乎不留痕迹，而稍大一些的出血灶（如血肿）则很快发生机化（即被肉芽组织所替换）。肉芽组织长入血肿内部，经过纤维化最后形成瘢痕组织。与此同时，血肿和凝血块中的红细胞被破坏，游离的血红蛋白经组织细胞吞噬、消化生成血铁蛋白而沉积在同一部位。血铁蛋白沉积灶是支持同一部位存在出血灶的唯一病理组织学依据，经铁（Berlin blue，Prussian blue）染色后很容易被染成蓝色[1]。

小肠出血性疾病的病理学分类

引起小肠出血的器质性疾病按病理学分类大体如**表1**所示。对笔者所在医院外科切除的标本进行详细分类后，发现消化道间质瘤（gastrointestinal stromal tumor；GIST）和淋巴瘤这种非上皮性恶性肿瘤较多，其次是缺血性小肠病变。

表1 小肠出血性疾病的病理学分类

肿瘤性病变	
①良性肿瘤	脂肪瘤*
②恶性肿瘤	消化道间质瘤、淋巴瘤、原发性小肠癌、转移性肿瘤
非肿瘤性病变	
①血管性病变	血管扩张、Dieulafoy病、动静脉畸形、血管炎
②循环障碍	缺血性小肠病变（特别是肠系膜静脉血栓症）
③炎症	克罗恩病、肠型白塞病、单纯性溃疡
④药物性疾病	NSAIDs引起的黏膜损伤
⑤憩室	Meckel憩室
⑥息肉	Peutz-Jeghers综合征*、炎性类纤维性息肉*
⑦感染性疾病	肠结核
⑧其他	非特异性多发性小肠溃疡病

*：多引起显性出血，也可能伴随肠套叠。
NSAIDs：nonsteroidal anti-inflammatory drugs，非甾体抗炎药。

另一方面，对同时期就诊于内、外科的小肠出血患者进行详细分类发现，NSAIDs引起的小肠黏膜损害占据首位，而克罗恩病、血管性病变（特别是动静脉畸形）、肠型白塞病等非肿瘤性疾病也非常多。这两者之间发病率的差异并非不合理，因为病理医生所接触到的疾病仅限于切除标本或活检标本中发现的疾病。实际上，对于临床内镜医生来说司空见惯的血管扩张症，在我们病理医生这里基本没有显微镜检的机会。即使有那么几例，也都是已经被烧灼等治疗后的标本了，所以根本看不到典型的病理组织学图像。

总的来说，**表1**列出的原发疾病的种类中，非肿瘤性病变较肿瘤性病变的病种多。因此，在确定诊断之前的鉴别诊断过程也是非肿瘤性病变略显复杂一些。

切除标本的大体观察要点

小肠出血性疾病大体观察的第一要点，是

掌握出血原发病灶的大体所见，这直接关系到病理类型的诊断。接受过药物治疗的慢性病例其特征性的病理组织学所见不明了，甚至消失，但应该有明显的次要所见或继发变化。但如果还残存典型的大体所见，也是能够起到诊断作用的。也就是说，在缩小疾病类型及确定诊断方面，大体观察至关重要，其要点是结合临床信息进行仔细的大体观察，掌握关键点并拍摄大体图像。

1. 确认出血灶的方法

显性出血后被快速切除时，需要确认出血的位置。福尔马林浸泡后的出血灶多发生了变色，有的出血灶附着黑色凝血块，有的肠壁全层呈现暗紫红色，也可以说变色区域就是病灶部位。

而出血后经过一段时间才切除的小病变，由于病变处变色程度不明显，因此难以识别出病灶。这种情况下，应该以寻找黏膜皱襞集中的部分（瘢痕处）为目标，过程别无其他选择。

2. 大体观察的实际过程

接下来对出血的原发病灶处进行大体观察。观察时，有 3 个要点：①病变的高低；②病变的表面形状；③病变的色泽。这三点缺一不可，根据这三点，大致可以区分肿瘤性病变和非肿瘤性病变。

如**表 1** 所示，引起小肠出血的疾病类型中以非肿瘤性病变居多，因此对这些疾病的鉴别诊断也就始于对疾病病因的区别诊断。大体方面的鉴别诊断一定要优先提取最突出的大体所见（主要所见）。首先应该注意有无溃疡以及溃疡的大体形态（**图 1**）。如果发现溃疡，要辨别溃疡符合下面哪一种：圆形溃疡（包括穿孔溃疡）、沿肠管纵轴方向走行的溃疡（纵行溃疡）、沿肠管横轴方向走行的溃疡（环形溃疡或带状溃疡）、沿肠管纵轴斜向走行的溃疡。对纵行溃疡还要辨认其与肠系膜的位置关系。另外，还要确认主要所见的周边是否存在次要所见（如黏膜的铺路石样改变、炎性息肉、小溃疡等），从而区分病因，细化病理分型。对于 NSAIDs 引起的黏膜损伤的诊断，必须确认同类药物的服用史。

肿瘤（mass）顶部形成溃疡或溃疡周围呈环堤样隆起时，首先要考虑这是肿瘤性病变。恶性肿瘤不管是原发性的还是转移性的，大多由于其浸润性发育而形成继发性溃疡。溃疡有时还会发生破裂性出血，其表面不但经常附着凝血块，还会由于附着纤维素等炎性渗出物或坏死组织而呈现为污秽的黄色。

除上面所说的 3 个观察要点外，还要确认病变的发生部位、个数以及病变的分布，这些与其他消化道病变的大体观察法是一致的。

血管性病变的病理学分类

1. 血管的正常结构

循环包括血液循环和淋巴循环。血液循环依附心脏和血管，而淋巴循环依附淋巴管。由于本章的主题为出血，所以将围绕血管进行阐述。

血管按形态学可分为动脉、毛细血管和静脉。动脉根据粗细不同其血管壁结构也有所不同，后面我们所说的血管瘤、血管畸形的病变都是发生于比较细的动脉，相当于从肌性动脉发出来的细动脉。这些动脉经 HE 染色后呈现为嗜酸性的管壁较厚的圆形管腔样结构。而毛细血管则为由扁平内皮细胞所包绕的细径管腔样结构，其管壁较薄。静脉大多与动脉伴随走行，静脉较动脉略扩张，管腔不规整，管壁较薄。

肌性动脉的管壁包含 2 层富含弹性纤维的内弹力层和外弹力层，而静脉管壁的弹性纤维层比较薄，弹力层无内外之分。这种弹性纤维经 EVG（Elastica-van Gieson）染色后易呈蓝黑色。因此 EVG 染色能够用来严格区分动、静脉，对于动静脉畸形的诊断非常有价值。

毛细血管有时易与毛细淋巴管混淆，仅进行 HE 染色无法将二者区分开来。淋巴管内皮细胞在用针对 podolanin 的免疫组化染色（抗体名 D2-40）时呈阳性，因此可以用来与毛细血管相鉴别。

2. 血管性病变的分类和名称

发生于消化道的血管性病变，包括从血管畸形到肿瘤的多种病理类型。对于同一种病理类

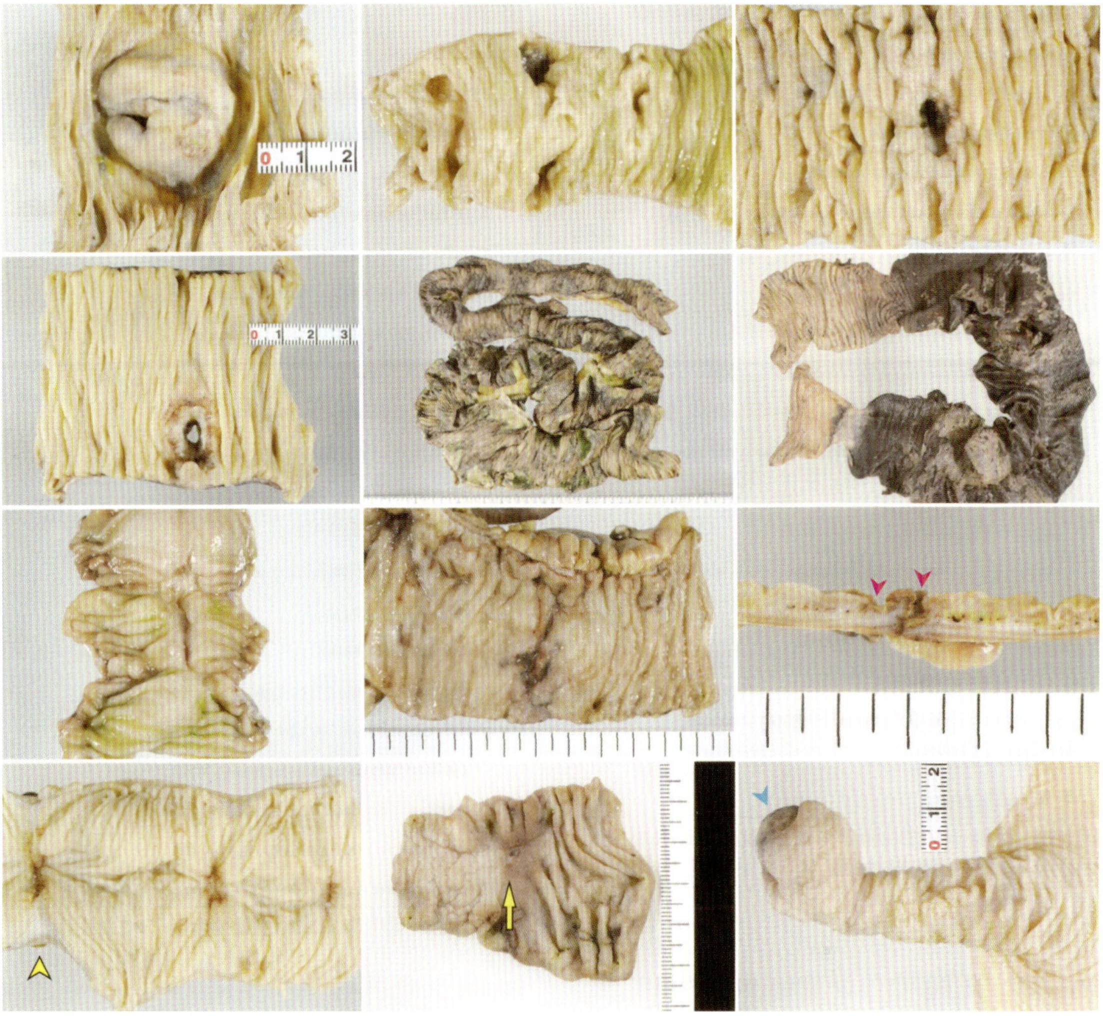

a	b	c
d	e	f
g	h	i
j	k	l

图1 伴随显性出血的小肠疾病的大体图像

a 近端空肠的 GIST。略呈膨胀感的黏膜下肿瘤顶部可见溃疡形成。本例病灶也向浆膜外膨出，其横断面呈哑铃状。

b 回肠的弥漫性大细胞型 B 细胞性淋巴瘤。可见多发的深坑样溃疡。溃疡边缘黏膜局部形成圆弧形隆起。未见皱襞集中，质地看上去较软。

c 近端空肠原发的中分化管状腺癌。附着凝血块的溃疡边缘可见环堤样隆起。环堤样隆起部的表面呈粗大颗粒状，提示存在黏膜内癌巢。

d 转移到远端空肠的肺扁平上皮癌。可见穿孔性溃疡。溃疡边缘一部分黏膜较厚，呈现为黏膜下肿瘤的形态。

e 嗜酸性细胞多发血管炎性肉芽肿症（旧称：Churg-Strauss 综合征）。切除的整段小肠都可见伴有出血的形状不规则或地图状的浅溃疡。溃疡底部常附着胆汁，一部分为穿孔性溃疡。

f 因绞窄引起的出血性小肠梗阻。由于弥漫性出血和瘀血导致小肠呈暗黑色，肠腔显著扩张，黏膜表面附着污秽的伪膜样物质。

g 回肠克罗恩病。肠系膜正对应处肠黏膜上可见边缘锐利的纵行溃疡。推测其可能处于伴有黏膜集中的治疗缓解期。溃疡周边黏膜未见铺路石样改变。

h，i 肠型白塞病。末端回肠的肠系膜对侧可见边界清晰的溃疡。溃疡周边黏膜尚散在不规则的圆形小溃疡。从横断面观察可见溃疡呈向下穿凿倾向生长（红色箭头）。

j NSAIDs 引起的小肠溃疡。多发的环状溃疡，远侧小肠伴随高度的肠腔狭窄（膜样狭窄，黄色箭头）。溃疡间黏膜正常。

k Meckel 憩室。环状皱襞的部分是小肠黏膜，类似于胃小区样结构的部分是胃黏膜。在正中央附近可见一边界清晰的小溃疡。同一溃疡底部可见引起出血的动脉残端露出。

l Meckel 憩室内翻症。自内翻起始部至顶部附近可见小肠皱襞，顶部伴随溃疡形成（蓝色箭头）。

表2 消化道血管形态异常的病理学分类（2000年）

Ⅰ. 血管畸形
- 1. 血管增生（血管扩张）
- 2. 动静脉畸形
- 3. Dieulafoy 血管畸形

Ⅱ. 血管瘤 / 类肿瘤样病变
- 1. 血管瘤
  - a）毛细血管瘤
  - b）海绵状血管瘤（单个或弥散）
  - c）毛细血管和海绵状血管瘤混合
  - d）化脓性肉芽肿（肉芽组织型血管瘤）
- 2. 血管瘤病和特定的血管综合征
  - a）血管瘤病
  - b）蓝色橡皮泡痣综合征
  - c）遗传性出血性毛细血管扩张（Osler-Weber-Rendu diease）
  - d）Klippel-Trenaunay 综合征
  - e）马夫奇氏综合征（Maffucci's syndrome）
  - f）弥漫性肠道（新生儿）血管瘤病
- 3. 血管肉瘤
- 4. 卡波氏肉瘤（Kaposi's sarcoma）

〔岩下明德，他. 腸管の血管性病変の病理学的鑑別診断. 胃と腸 35：771-784，2000より一部改変レて転載〕

表3 根据 ISSVA 的血管性病变的分类（1996年）

血管肿瘤
- 婴儿型血管瘤
- 先天性血管瘤
- 皱皮血管瘤
- 卡波氏型血管内皮瘤
- 梭形细胞血管瘤
- 其他罕见的血管内皮细胞瘤
- 皮肤科获得性血管肿瘤 *

血管畸形
- 慢流性血管畸形
  - 毛细血管畸形 **
  - 静脉畸形
  - 淋巴管畸形
- 快流性血管畸形
  - 动脉畸形
  - 动静脉瘘
  - 动静脉畸形
- 复杂的血管畸形
  - 毛细血管畸形（CVM）
  - 毛细淋巴管畸形（CLM）
  - 淋巴静脉畸形（LVM）
  - 毛细淋巴管静脉畸形（CLVM）

*: 包含化脓性肉芽肿（肉芽组织型血管瘤）；**：包含毛细血管扩张。

〔Enjolras O. Classification and management of the varioussuperficial vascular anomalies：hemangiomas and vascular malformations. J Der-matol 24：701-710，1997より一部改変して転載〕

型来说也有很多种名称，不同的报告者使用的名称也不相同。对各种用语使用方法混乱的原因进行历史追溯，发现岩下等[2]曾在《胃与肠》杂志上进行过详细论述，希望大家读一读。笔者至今仍在以岩下等[2]提倡的分类方法（**表2**）为基准进行病理诊断。另外，也介绍一下最近引起整形外科和放射线科领域均关注的国际血管瘤 / 血管畸形学会的分类方法以供参考。

3. 国际血管瘤 / 血管畸形学会（ISSVA）分类

ISSVA 分类是在 1996 年由国际血管瘤 / 血管畸形学会（the International Society for the Study of Vascular Anomalies；ISSVA）所提出的，是着眼于有无血管内皮细胞增殖的血管瘤 / 血管畸形的分类方法[3]。内皮细胞呈肿瘤性增殖或增生时称为真性血管瘤（vascular tumors），内皮细胞未见增殖而仅为病变中的脉管吻合异常或构造异常时则称为血管畸形（vascular malformations）。这种分类方法对至今为止所使用的多种多样的名称进行了大规模整理，最终仅总结出 10 多种病理类型（**表3**）[3]。

对于从事消化道诊疗的医者来说，除去其中一部分病理类型（如动静脉畸形）外，对其余各项几乎都不熟悉。这是因为本分类源于发生于婴幼儿的皮肤、软组织血管性病变的分类方法。血管畸形根据血管的种类（毛细血管、静脉、动脉、淋巴管）和血液流速（快速和慢速）进

表4 血管性病变修订版 ISSVA 分类（2014 年）

血管肿瘤
良性血管肿瘤
化脓性肉芽肿（也称为小叶毛细血管瘤）等
局部侵袭性或边缘性血管肿瘤
卡波氏肉瘤等
恶性血管肿瘤
血管肉瘤等
血管畸形
单纯性
复合性
以主要血管命名的畸形
与其他异常相关的血管畸形
Klippel-Trenaunay 综合征
Sturge-Weber 综合征
Maffucci 综合征等
暂时未分类的血管异常

〔Wassef M, et al. Vascular anomalies classification：recommendations from the international society for the study of vascular anomalies. Pedi-atrics 136：e203-214, 2015 をもとに作成〕

表5 起源于软组织血管性肿瘤的 WHO 分类（2013 年，第 4 版）

软组织血管肿瘤
良性
血管瘤
上皮样血管瘤
血管瘤病
淋巴管瘤
中间性（局部浸袭）
卡波氏样血管内皮细胞瘤
中间性（极少转移）
卡波氏肉瘤等
恶性
软组织血管肉瘤
上皮样血管内皮瘤等

〔Fletcher CDM, et al（eds）. WHO Classification of Tumours of Soft Tissue and Bone,4th ed., IARC Press, Lyon, 2013 をもとに作成〕

行分类。例如：归为 slow-flow 一类中的 capillary malformation（毛细血管畸形）包含单纯性血管瘤和毛细血管扩张，venous malformation（静脉畸形）包含海绵状血管瘤，lymphatic malformation（淋巴管畸形）包含淋巴管瘤。而 arteriovenous malformation（动静脉畸形）归为 fast-flow 一类。

ISSVA 分类的基本理念基于 Mulliken 等 [4] 的理论。最初，这种分类是以将血管畸形的概念推广到全世界为目的，但之后新的病种及各种各样的亚型被逐渐认识，另外致病基因等相关的分子生物学理论也开始积累起来。因此，2014 年 ISSVA 学会开始重新制订本分类（**表 4**）[5]。

1996 年初次分类中的“不能明确是肿瘤或畸形的病变”在新制订的 ISSVA 分类中将其单独列为一类。而血管瘤根据其生物学行为分为 3 类：良性、介于良恶性之间和恶性。另外，血管畸形中将有解剖学名称的较大血管的异常称为“主干型”，除此之外将合并软组织或骨骼异常的“相关综合征”单独列为一类。这种改良的 ISSVA 分类法是考虑到生物学特征的比较简便的分类方法，并且与临床处理方法相对应，因此这种分类法目前逐渐成为从事皮肤、软组织血管性疾病诊疗的整形外科或放射线科医生间公认的全球标准。另一方面，本分类中的血管畸形这一类别，在 2013 年发表的软组织肿瘤 WHO 分类第 4 版（**表 5**）中 [6] 将其分类为血管瘤。也就是说本分类与处于肿瘤的国际性分类地位的 WHO 分类之间还存在不一致性，将来血管瘤和血管畸形的概念也可能发生改变。小肠的血管性病变也适用本学会的分类，这点没有异议，但是当下，小肠血管性病变的病理诊断名称仍以前述的岩下等 [2] 的分类（**表 2**）为基准进行记载（如有必要，可以将本学会分类一并记录）就不太合适了。

结语

从笔者自己的案例中汲取经验教训的同时，对小肠出血性疾病的病理诊断过程进行了概述。

为了能够做出正确的或确定的诊断，重要的是以各种临床信息为基础，然后再仔细分析切除标本的大体所见。另外，还应注意炎症性疾病由于慢性经过或治疗干预，导致病理所见在某种程度上被掩盖或缺乏典型改变。鉴别诊断比较困难时，最好参考临床影像所见或临床病程，然后再返回病理诊断原点进行诊断。最后，因小肠血管性病变而切除的病例非常少，因此请原谅无法提供典型的病理形态图像。

致谢

感谢福冈大学医院消化内科及外科的诸位同仁在小肠出血性疾病的临床诊断流程方面给予我的帮助，感谢病理教研室的古贺佳识博士在血管性病变的病理类型分类的基本概念方面给予我的教导。铭记于心，特此感谢。

参考文献

[1] 水口國雄(編). Medical Technology別冊. 最新染色法のすべて. 医歯薬出版, 2011
[2] 岩下明德, 尾石樹泰, 八尾隆史, 他. 腸管の血管性病変の病理学的鑑別診断. 胃と腸 35:771-784, 2000
[3] Enjolras O. Classification and management of the various superficial vascular anomalies: hemangiomas and vascular malformations. J Dermatol 24:701-710, 1997
[4] Mulliken JB, Glowacki J. Hemangiomas and vascular malformations in infants and children: a classification based on endothelial characteristics. Plast Reconstr Surg 69:412-422, 1982
[5] Wassef M, Blei F, Adams D, et al. Vascular anormalies classification: recommendations from the international society for the study of vascular anomalies. Pediatrics 136: e203-214, 2015
[6] Fletcher CDM, Bridge JA, Hogendoorn PCW, et al (eds). WHO Classification of Tumours of Soft Tissue and Bone, 4th ed., IARC Press, Lyon, 2013

Summary

Pathology of Small-intestinal Diseases with Bleeding

Satoshi Nimura[1)]

The causes of small-intestinal bleeding can be categorized into neoplastic and non-neoplastic on the basis of their general pathology. Not only pathological findings but also various clinical information, such as physical findings, drug history, endoscopic appearance, and lesion location, is essential for accurate diagnosis. Therefore, close cooperation and communication between the clinician and pathologist are essential to enhance the accuracy and quality of the differential diagnosis.

[1] Department of Pathology, Faculty of Medicine, Fukuoka University, Fukuoka, Japan

主题　小肠出血性疾病诊断及治疗最新进展

以出血为主要特征的小肠非肿瘤性病变的诊断及治疗

——血管性病变

高梨 训博[1]
胜木 伸一
安保 智典
藤田 朋纪
和贺 永里子
小松 悠弥
嘉成 悠介
平田 裕哉

张惠晶　译

概述●随着小肠疾病诊断技能的不断进步，小肠疾病的诊断率大幅提高。对于小肠疾病来说，小肠出血是常见的几种疾病之一，而引起小肠出血的原因中小肠血管性病变所占的比例非常高，因此是比较重要的一种疾病。血管性疾病根据病理学改变大致可分为 3 类，而作为内镜医生必须要掌握与病理学分类具有整合性的内镜下分类。另外，发现这些疾病的策略也非常重要，要熟练掌握并综合运用胶囊内镜、气囊小肠镜和 CT 检查对病变进行存在诊断及定位诊断。

关键词　**小肠血管性病变　小肠出血诊疗流程　血管性病变的内镜分类**

[1] 小樽掖济会病院消化器病中心　〒047-0032 小樽市稻穗 1 丁目 4-1
E-mail：kunihiro-takanashi@otaru-ekisaikai.jp

前言

小肠是长度约 6m 的一段肠管，其距离口部及肛门部都比较远，由于内镜观察比较困难，因此被称为“暗黑大陆”。但自气囊辅助内镜（balloon assisted endoscopy；BAE）和胶囊内镜（capsule endoscopy；CE）问世以来，小肠疾病的内镜诊断和治疗得到了飞跃的进步，使得小肠内镜检查不再是特别的检查手段了。与此同时，也提高了小肠疾病的发现率，各种各样的小肠疾病及其病理生理被不断探明。

日本最初将 CE 列为保险项目时，原因不明的消化道出血（obscure gastrointestinal bleeding；OGIB）非常多，其中大多为小肠出血，因此这也成了发现小肠疾病的契机。所有消化道出血的病例中小肠出血所占的比例大约为 5%[1]。引起出血的疾病中以血管病变、溃疡性病变和肿瘤性病变最具代表性。其中血管性病变是引起小肠出血的重要原因，来自其他机构的报道也显示血管性病变占小肠出血原因的 23% ~52%[2]。

即使发现了多种多样的小肠疾病，本文仍以血管性病变为焦点，介绍笔者所在医院的诊断及治疗策略，再结合实际病例进行解读。

小肠出血诊疗流程

2015 年发表了《小肠内镜诊疗流程》，列出了针对 OGIB 的诊疗流程（**图 1**）[3]。笔者所在医院基本也是按照本流程来进行诊断。BAE、CE 检查前，尽可能先行增强 CT 检查，如发现明确的造影剂外漏，再紧急行内镜检查。对于 CT 检查后未明确出血灶的病例，可以先行基本的 CE 检查，确认有无出血，然后参考 CE 检查过程的信息，再决定选择经口路径还是经肛路径的 BAE 检查。

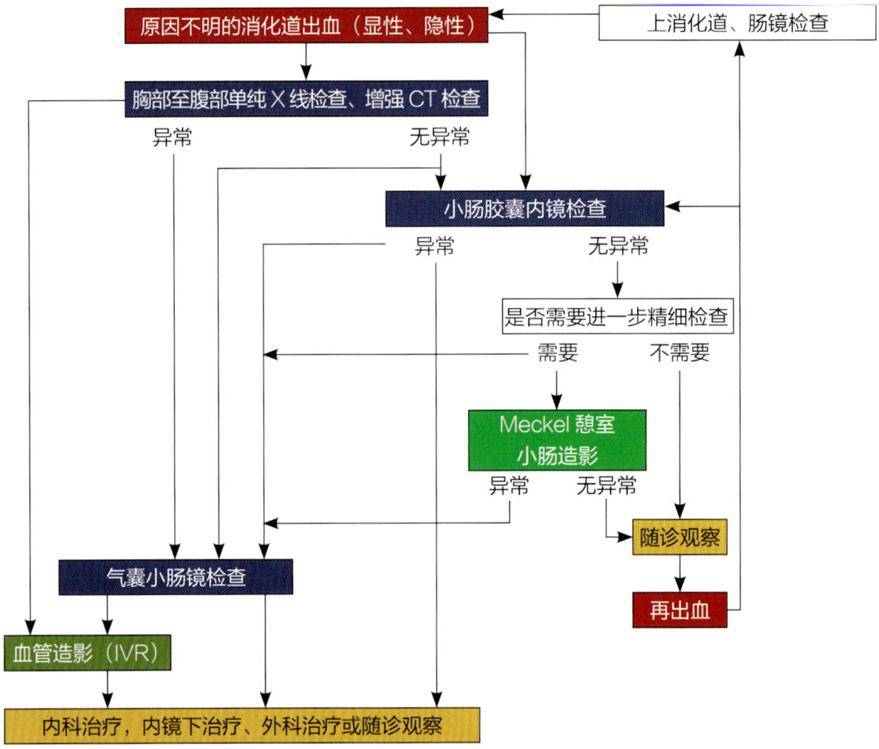

1）没有 CT 设备的情况下，也可以先行胶囊内镜检查，但日后希望完善 CT 检查。
2）注意有一些病变只能靠动态 CT 才能检查出来。
3）在有下列情况，即怀疑克罗恩病、伴有腹痛或腹胀症状、长期服用 NSAIDs、有腹部放疗史或腹部手术史时，应先进行探路胶囊检查以确保消化道的通畅性，然后再进行小肠胶囊内镜检查。另外，对于肠梗阻的患者（包括疑似肠梗阻患者）不要进行胶囊内镜检查，当然也不要进行探路胶囊的消化道通畅性检查。
4）内镜检查实施困难的情况。

Delphi 法评价；中间值 7.5，最低值 6，最高值 9
证据级别 Ⅳ b ~ Ⅴ，推荐程度 C1

图 1 对于 OGIB，小肠内镜诊疗的流程图（JGES）
〔转载自山本博德等，小肠内镜诊疗指南 . Gastroenterol Endosc 57：2685–2720，2015〕

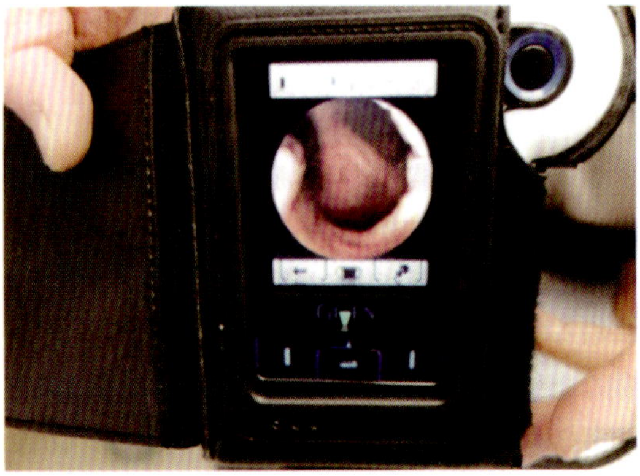

图 2 CE 的实时动态监视器

先进行 BAE 检查再行 CE 检查的实际意义如何呢？笔者所在医院的分析结果为：对于 CE 检查结果阳性的小肠出血继续行 BAE 检查，那么出血灶的诊断率高达 89.7%；而对于 CE 检查未见异常的病例再行 BAE 检查，诊断率则降低至 11.1%[4]。BAE 诊断出血灶时的检查时间非常重要，如 CE 检查中未见异常，那么也不要急于行 BAE 检查，笔者认为等待时机或随访观察也不失为一个好的选择。

接下来介绍笔者所在医院的一项措施：对

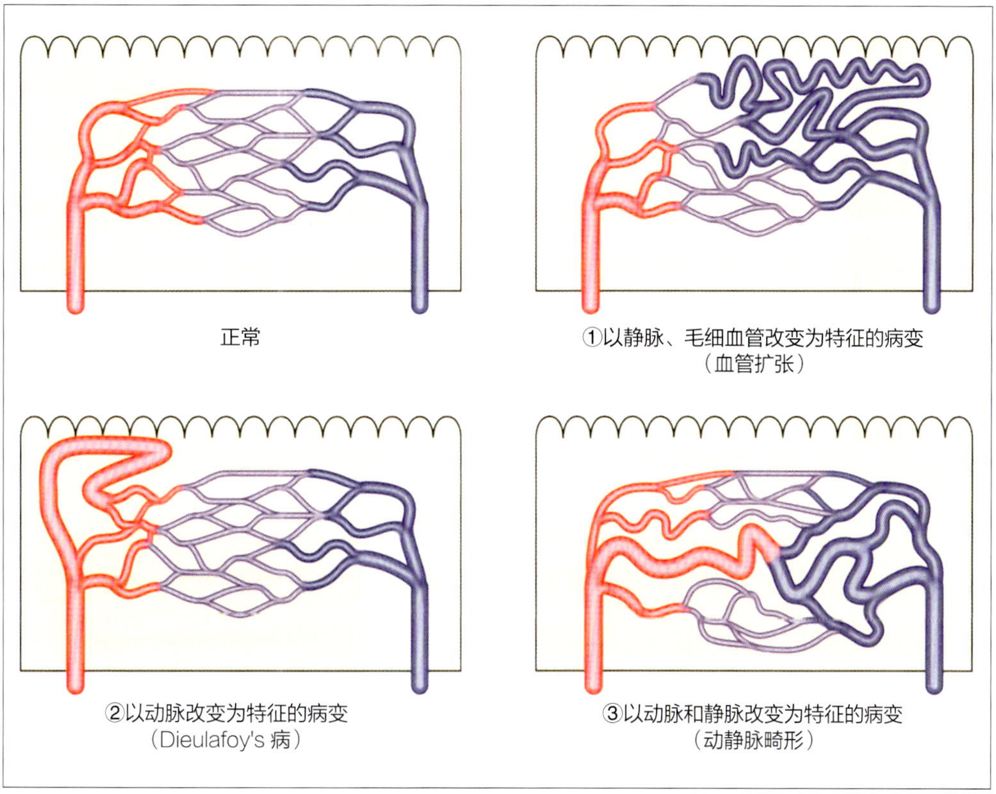

图3 血管的病理学分类

于显性出血，尤其是出血量大、生命体征不平稳的患者行CE检查时，要全员共同协作，每30min确认实时监控器情况（**图2**）。如发现明确出血，则在当天迅速行BAE检查，快速确定出血灶进而进行相应治疗。

实际工作中，内镜检查寻找出血灶比较困难时，有报道指出可以使用gel immersion方法[5]。一般情况下，活动性出血时，使用注水法时水会立即与血液混在一起，很难保持清晰的视野。因此，笔者通过内镜向消化道管腔内注入胶体以代替注水，使其充满管腔。由于gel与血液不相混，即使是活动性出血状态下，也容易确保视野，因此也就易于判定出血点。笔者所在医院对于活动性出血的病例也在积极采用此种方法。

小肠的血管性病变

关于血管性病变，angioectasia、vascular ectasia、telangiectasia等用语多种多样，十分混乱。消化道的血管性病变依据病理学基本上分为3类：①以静脉、毛细血管改变为特征的病变（血管扩张）；②以动脉改变为特征的病变（Dieulafoy' s病）；③以动脉和静脉改变为特征的病变（动静脉畸形）（**图3**）。矢野、山本等以内镜所见为基础来诊断疾病，他们着眼于有无动脉成分（即有无搏动性）来进行分类，即小肠血管性疾病的内镜分类（矢野－山本分类；Yano-Yamamoto classification）。这种分类方法与之前的病理学分类是一致的，因此目前在日本被广为使用。本分类法将血管性疾病分为6类（**图4**）[6]，下面进行详细说明。

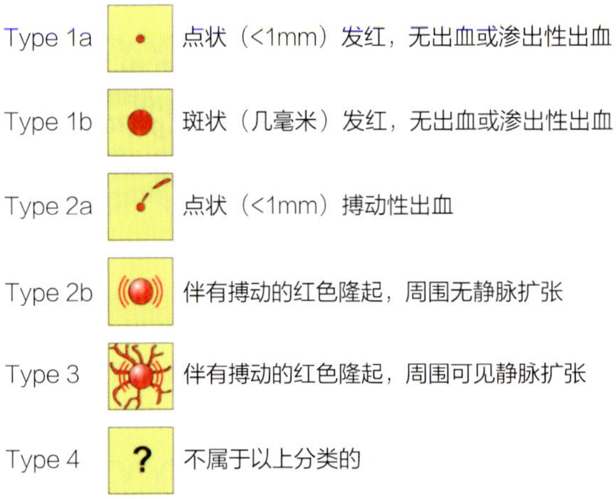
Type 1a 点状（<1mm）发红，无出血或渗出性出血
Type 1b 斑状（几毫米）发红，无出血或渗出性出血
Type 2a 点状（<1mm）搏动性出血
Type 2b 伴有搏动的红色隆起，周围无静脉扩张
Type 3 伴有搏动的红色隆起，周围可见静脉扩张
Type 4 ? 不属于以上分类的

图4 小肠血管性病变的内镜分类

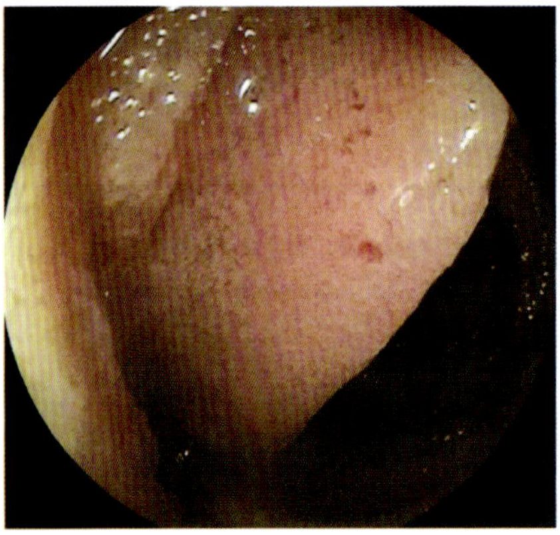

图5 **[病例1]** BAE图像，Type 1a，空肠

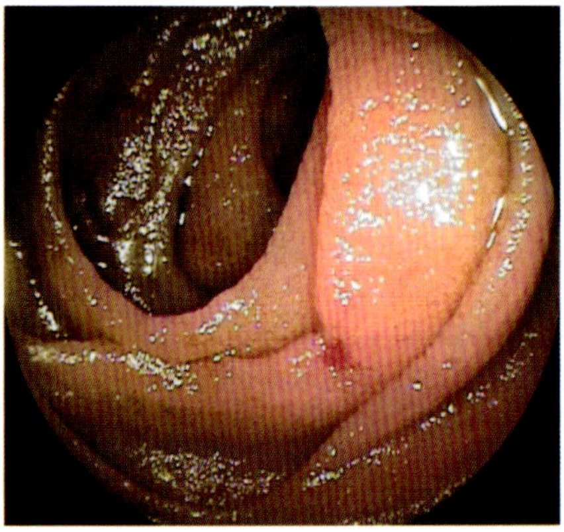

图6 BAE图像。Type 1b，空肠

1. Type 1（Type 1a、Type 1b）

Type 1是基本上只有静脉成分的病变。即相当于① angioectasia，根据病灶大小不同将其分为Type 1a（**图5**）和Type 1b（**图6**）。病理学上缺乏内弹力层的血管呈扩张状态，因此可以透见血液的颜色，容易辨认出红色。本病很少引起危及生命的大量出血，对很多病例仅行CE检查就能够发现。这类病变多伴有慢性心脏、肾脏、肝脏等基础疾病，病灶常呈多发性[7]。另外，BAE检查时由内镜操作引起的损伤很难与这类病变进行鉴别。特别是行BAE检查时充气可引起肠管内压升高从而引起对肠黏膜的压迫，受到这种压迫影响，通过BAE直接发现出血所见并不容易，那么就会导致出血病灶的诊断更加困难。因此，对CE高度怀疑的部位进行仔细观察，对可疑的发红病灶进行积极的止血治疗，出现黑便时要立即改行BAE检查等各种努力都是很必要的。

治疗上应用氩等离子体凝固（argon plasma coagulation；APC）。Type 1a病变大多在通电的一瞬间就完成治疗了，而对于Type 1b病变，需要在病灶局部注射肾上腺素加生理盐水，然后再行APC烧灼。

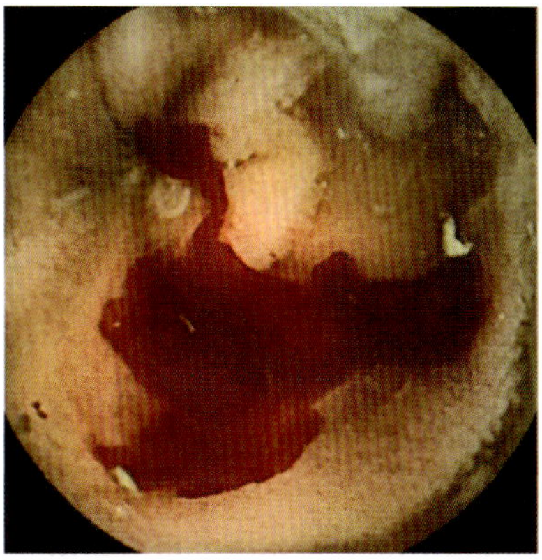

图7 **[病例 1]** CE 图像。空肠出血

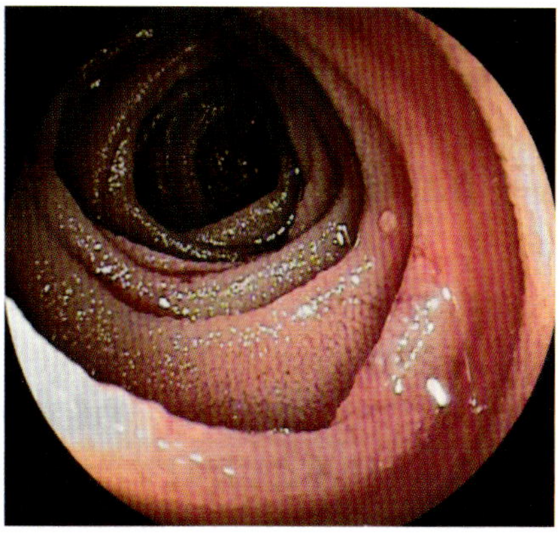

图8 **[病例 2]** BAE 图像。Type 2a，空肠

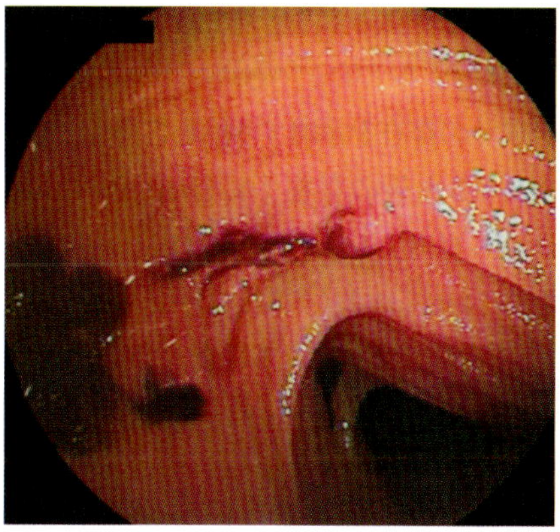

图9 **[病例 2]** BAE 图像。Type 2b，空肠

［**病例 1**］ 74 岁男性患者，因骨髓增生异常综合征在外院接受治疗，一般状态比较平稳，但间断出现黑便，并伴随进行性贫血，因此介绍到笔者所在医院就诊。到笔者所在科室时，已无黑便，在门诊进行了 CE 检查。但实际上在检查当天就出现了黑便，观察 CE 实时监视器时，到达空肠的一瞬间发现了出血所见（**图 7**）。迅速在当天就改行 BAE 检查，虽然在空肠见到多处 Type 1 血管病变，但行 BAE 检查过程中未见到之前的活动性出血，甚至血性肠液也未观察到。对 CE 实时动态监视器推测出的上部空肠进行了仔细观察，并对散在的所有 Type 1 病变施行了尽可能的 APC 治疗（**图 5**）。之后，消化道出血症状消失。

类似于本病例的 Type 1 病变出血量很少，即使并用了 CE 检查，并及时转行 BAE 检查，有时也很难判定出血灶。本病例就属于很难判定出血灶的病例。

2. Type 2（Type 2a、Type 2b）

Type 2 是以②动脉改变为特征的病变（Dieulafoy' s 病），由于动脉具有内弹力层，所以血液颜色很难透见，在无出血状态下病变自身就很难辨别。Type 2a 为点状、搏动性出血（**图 8**），Type 2b 为无搏动性的发红隆起（**图 9**）。目前用于小肠的 CE—PillCam SB3 具有自适应帧率（adaptive frame rate；AFR），因此每秒可以拍 6 帧图像，而普通的胶囊每秒仅拍 2 帧图像，因此推测仅通过 CE 来观察有无搏动从而对 Type 2 进行诊断是非常困难的。

相较于 Type 1，对 Type 2 的观察需要更加仔细，要着眼于有无搏动性。这种类型的病变经常反复出血，需要反复止血，为了确认病变，在止血过程中要适时仔细地进行 BAE 检查，这点是最重要的。由于是动脉出血，因此比 Type 1 出血量多，即使偶尔出血停止，如果没有适时行 BAE 检查，也会经常发现血性肠液。BAE 检查过程中，一旦发现血性肠液，需要在此处留置钛夹标记，重点观察其周边黏膜。有时需要同时应用水中观察法或 gel immersion 观察法，以便确定搏动点。

由于是动脉性出血，因此在治疗上采用止血夹进行止血。

病例分享：

［**病例 2**］ 84 岁女性患者。因丙型肝炎肝硬化于笔者所在医院门诊治疗，这期间出现黑便，贫血也进行性加重，遂收入院。行胃镜及肠镜检查未见异常，CE 检查上部空肠可见出血，随即进行了 BAE 检查，但未见到之前的出血，也未确认出血灶。之后黑便也消失，遂出院，但 1 个月后因出血再次入院。根据整个病程经过高度怀疑小肠出血，所以马上进行了 BAE 检查。在上部空肠发现了伴有搏动性的白色血管（**图 8**）。用水冲洗病灶后出现了搏动性的动脉出血，迅速施行了止血夹止血。以后未再出血。

据这一病例，笔者认识到 Type 2 病变很少呈红色，因此很难对病变本身做出存在诊断。

3. Type 3

Type 3 的特征为存在动脉成分的搏动性隆起，并且其周围存在流入血管，考虑此型相当于③动静脉畸形（arteriovenous malformation）。

根据病变的大小，有些小病变也可采用止血夹进行治疗，但大多需要手术治疗。

4. Type 4

不属于 Type 1 ~ 3 中的任何一种分型。

遗传性出血性毛细血管扩张症

最后介绍遗传性出血性毛细血管扩张症（hereditary hemorrhagic telangiectasia；HHT），这是一种遗传性血管性病变。其特征如下：①常染色体显性遗传；②皮肤黏膜或内脏多发性末梢血管扩张；③反复出血。临床诊断标准采用 Curarco's criteria 国际标准 [8]。最常见的症状为鼻出血，平均年龄为 12 岁的青少年好发。

约 25% 的患者发生消化道出血，多半在 50 岁以后发生 [9]。从病因上考虑整个消化道都易发病，因此有必要对整个消化道进行检查。内镜所见的病变多为矢野－山本分类的 Type 1a 和 Type 1b 病变 [10]。另外本病是由 SMAD 4 基因变异引起的，由于常合并幼年性息肉病，因此在大肠发现幼年性息肉时，要考虑到本病的可能性 [11]。

对于本病合并消化道出血，一般可以按照小肠血管性疾病的标准进行治疗。由于多数为 Type 1a、Type 1b 病变，因此内镜处置时采用 APC 就可以有效治疗。另外，雌激素和氨甲环酸已经被证实有效，最近有报道指出分子靶向药贝伐单抗也对此病有效 [12]。

结语

随着小肠内镜的进步，已不能无视已往由于长期服用抗血栓药、非甾体抗炎药（nonsteroidal anti-inflammatory drugs；NSAIDs）引起的小肠出血。

本文介绍了笔者所在医院的治疗策略，同时也分享了医院的实际病例，希望能对今后的小肠疾病诊疗有一定的帮助。

参考文献

[1] 藤森俊二, 遠坂由紀子, 小杉友紀, 他. カプセル内視鏡の現状と展望—原因不明消化管出血への臨床使用. 胃と腸 48:418-424, 2013
[2] 矢野智則, 砂田佳二郎, 新城雅行, 他. 小さな血管性病変. 胃と腸 44:944-950, 2009
[3] 山本博徳, 緒方晴彦, 松本主之, 他. 小腸内視鏡診療ガイドライン. Gastroenterol Endosc 57:2685-2720, 2015
[4] 藤田朋紀, 和賀永里子, 勝木伸一. 小腸疾患内視鏡診療のストラテジー——顕性小腸出血のストラテジー. Gastroenterol Endosc 58(Suppl 1):528, 2016
[5] Yano T, Nemoto D, Ono K, et al. Gel immersion endoscopy: a novel method to secure the visual field during endoscopy in bleeding patients (with videos). Gastrointest Endosc 83:809-811, 2016
[6] Yano T, Yamamoto H, Sunada K, et al. Endoscopic classification of vascular lesions of the small intestine (with videos). Gastrointest Endosc 67:169-172, 2008
[7] 山村健史, 大宮直木, 中村正直, 他. 出血性小腸疾患の診断—血管性病変. 胃と腸 45:355-362, 2010
[8] Shovlin CL, Guttmacher AE, Buscarini E, et al. Diagnostic criteria for hereditary hemorrhagic telangiectasia (Rendu-Osler-Weber syndrome). Am J Med Genet 91:66-67, 2000
[9] McDonald J, Pyeritz RE. Hereditary Hemorrhagic Telangiectasia. GeneReviews® [Internet]. Seattle (WA): University of Washington, Seattle; 1993-2017. 2000 Jun 26[updated 2017 Feb 2].
[10] 坂本博次, 矢野智則, 山本博德. Hereditary Hemorrhagic Telangiectasia (Osler-Weber-Rendu disease). 消内視鏡 25:1034-

1035, 2013
[11] 住友靖彦, 山下幸政, 坂井良輔, 他. SMAD4の変異が証明された若年性ポリポーシス/遺伝性出血性末梢血管拡張症複合症候群の1例. 日消誌 110:64-73, 2013
[12] Stokes P, Rimmer J. Intranasal bevacizumab in the treatment of HHT-related epistaxis : a systematic review. Rhinology 56: 3-10, 2018

Summary

Diagnosis and Treatment of Small Intestine Non-neoplastic Lesions Characterized by Bleeding

Kunihiro Takanashi[1], Shinichi Katsuki,
Tomonori Anpo, Tomoki Fujita,
Eriko Waga, Yuya Komatsu,
Yusuke Kanari, Yuya Hirata

With the improvement in the diagnostic ability for small intestine diseases, the number of diagnoses has increased than in the past. Among all small intestine diseases, bleeding is one of the most frequent and important state. In particular, vascular diseases are responsible for a large proportion of the incidences of bleeding from the small intestine.

Vascular diseases are classified into three major pathological patterns and currently, the endoscopic classification of vascular diseases, consistent with the pathological classification, was published. We, endoscopists, must be proficient in this aspect. Furthermore, the strategy for detecting these diseases is also very important, and we must have good knowledge of the method involving the combination of capsule endoscopy, balloon assisted endoscopy, and computed tomography.

---

[1] The Center for Gastroenterological Diseases, Otaru Ekisaikai Hospital, Otaru, Japan

主题　小肠出血性疾病诊断及治疗最新进展

以出血为主要特征的小肠非肿瘤性病变的诊断及治疗

——以出血为主要临床症状的克罗恩病

大塚 和朗[1]
竹中 健人
藤井 俊光
松冈 克善
长堀 正和
齐藤 诛子
铃木 康平
北诘 良雄[2]
渡边 守

张惠晶　译

概述●克罗恩病的肠道并发症包括肠出血，但很少出现大出血。在诊断方面，可以行 CT、内镜及血管造影等检查。但由于克罗恩病是多部位的弥漫性出血，所以常不能确认固定的出血点。治疗上首先应采取禁食、补液等保守治疗。抗 TNF 抗体对于快速止血是有效的。大量出血时可行内镜治疗或血管栓塞治疗。一般情况下采用保守治疗就可以止血。药物治疗无效，内镜或血管造影也无法止血时，可行尽量小范围的手术切除治疗。另外，由于克罗恩病常反复出血，因此应进行充分的内科治疗以降低再出血风险。由克罗恩病引起的小肠出血虽然很少，但也有必要采取适当的措施进行微创治疗。

关键词　**大量出血　气囊辅助内镜　英夫利昔单抗　栓塞　加压素**

[1] 东京大学齿科大学消化器内科　〒113-8510 东京都文京区汤岛 1 丁目 5-45
[2] 同　放射线诊断科

前言

克罗恩病（Crohn 病；CD）是一种累及全消化道、随着炎症反复发作和缓解造成肠道不断损伤的一种疾病。肠道并发症以狭窄和形成瘘口最常见，严重的病例也合并出血。欧洲 12 个国家统计了 220 例 19 岁以上 50 岁以下因缺铁性贫血而行小肠胶囊内镜（capsule endoscopy；CE）检查的病例，其中有临床意义的小肠病变占 32.3%，非肿瘤性病变占全部病变的 27.7%，CD 占 6.8%[1]。

对于年轻患者的贫血或小肠出血，要考虑到 CD 的可能。

CD 和大量出血

CD 引起的出血多为轻度出血，大出血较少见[2]。有报告指出大出血的发生率为 0.6% ~4%[3]。1999 年来自比利时的一份报告对 34 例 CD 出血的病例进行了统计分析，发现出血时的平均年龄为 34.2 岁、平均患病时长为 5.6 年。23.5% 的出血最终诊断为 CD。15% 的出血部位来源于回肠[4]。

一份来自韩国的关于 70 例下消化道出血的分析报告中指出，年龄、性别、有无肠道切除史、病变部位、病变所处的时期（炎症期 / 狭窄期 / 瘘口期）等条件并不是出血的危险因素[5]。而诊断为 CD 后发生大出血的累积概率为：1 年后 1.7%，5 年后 3.6%，10 年后 6.5%，20 年后 10.3%。再出血的发生率为 41.4%，发生再出血的中位时间为 3.2 个月（15 日至 94.7 个月）[5]。

2015 年的一项 meta 分析指出，CD 导致的急性下消化道出血的罹患率为 5.31%（73 / 1374），

表1 对于 CD 出血的治疗

描述	推荐强度（Delphi 中位数）	证据水平
建议进行全身管理，尝试通过内镜及血管栓塞术来止血	1（8）	D
药物治疗方面，推荐使用英夫利昔单抗	1（8）	D
若保守治疗无法有效止血，建议外科手术治疗	1（9）	D

推荐强度：推荐度 1（强烈推荐），Delphi 中位数 8~9（施行时强烈推荐）。
证据水平 D：证据质量很低（有效估计值几乎不可信，真实的效果可能与治愈估计有很大差异）。

其危险因素包括：左半结肠病变［odds 值 2.26（1.04～4.91）］和既往出血史［odds 值 13.04（5.66～30.04）］，全部病例的死亡率为 8.22%（6/73）[6]。另外，欧美对炎症性肠病经常采用抗血栓疗法，对照分析发现这种疗法并未增加出血风险[7]。

出血的诊断

对于消化道出血，不能仅依赖进行内镜检查。特别是小肠，CD 时胶囊内镜有很高的滞留风险，而气囊辅助内镜（balloon assisted endoscopy；BAE）检查是一项侵入性检查，大多需要镇静。因此首先有必要进行详细的问诊[8]。将胃肠镜检查中未发现出血灶的病例按不明原因的消化道出血（obscure gastrointestinal bleeding；OGIB）处理。这时应先行 CT，特别是增强 CT 检查，尽量行动态增强 CT 检查。对腹腔脏器进行全面检查非常有用，如检查后确定出血部位，可考虑行 BAE 进行止血[8]。另外，对于儿童 CD 和小肠出血的病例，按照日本儿童营养消化道肝脏学会制订的内镜指南，建议行 CE 或 BAE[9] 检查。

但是 CD 的出血常为多部位或弥漫性出血，通过内镜或血管造影检查也很难判定特定的出血点[10]。即使对切除的标本进行检查大多也不能确定出血点[11]。血管造影能够检测出 0.5mL/min 以上的出血[12]，检出率与检查时的血压相关[13]，无出血状态下很难检查出来。而 CT 虽然敏感度较高，但要注意其受肠腔内容物或术后的影响而常呈假阳性[13]。因此在选择检查手段之前要充分了解各种检查手段的优缺点。

对于出血的治疗

首先采用禁食、补液等保守治疗便于肠道稳定[2]。80% 的病例通过输血、类固醇药物、环孢菌素及生物学制剂等的保守治疗能够成功止血。对于大量出血的病例，可行血管栓塞术或内镜下治疗（**表1**）[2]。但是由于多部位出血，很难判定正确的出血点，因此很难止血。如全身状态恶化、循环不稳定，则应行手术治疗[10]。另外，多数病例会发生再出血[14]，平均 3 年（4 日至 8 年）再出血的发生率为 35%[4]，因此要进行充分的内科治疗以降低再出血发生率。

1. 药物治疗：抗 TNF 抗体

英夫利昔单抗（infliximab；IFX）对于诱导 CD 缓解非常有效，也有几项研究[5, 15–17] 报道了其在止血方面的作用，指南也建议 IFX 用于止血方面的治疗[2]。据报道，1 例因 2 次出血而行肠管切除后再次出血的病例，行急诊内镜检查发现回肠溃疡及吻合口处溃疡出血，给予 IFX 治疗后避免了再次手术[18]，也有 7 例因全身状态差或为避免短肠综合征而未行手术治疗的病例，在给予IFX治疗后止血成功[19]。这些病例全部在初次给予IFX后就迅速止血了。而经IFX治疗的患者其再出血发生率较接受其他药物治疗的患者发生率低[5]。IFX对于诱导病情缓解及维持缓解期都非常有效，因此有可能改善患者的长期预后。

另一方面，免疫调节制剂对维持CD的缓解也很有效，使用6-巯基嘌呤也能降低患者再出血的风险[5]。

2. 内镜下止血

CD诊疗过程中小肠内镜的适应证为：扩张狭窄肠段、去除滞留的胶囊以及止血治疗[20]。如发现出血点，用止血夹等止血是有效的，但由于多为弥漫性出血，内镜下的局部治疗通常很难达到效果。另外，小肠大量出血时，如经肛检查，内镜插入时需要从大量的血凝块中穿行；而经口检查时，插入至病灶附近也不会有血液潴留，因此较经肛途径操作起来更容易些。但CD的出血灶多位于远段回肠，因此必须选择经肛途径，所以常很难到达病变处。除此之外，也可以进行术中止血[14]。

3. 血管造影

血管栓塞术应用于下消化道出血的成功率为81%～93%，死亡率为0～7%[21]。曾有报道称，1例CD患者经回肠流出大量血液，行造影检查发现回肠动脉远段造影剂流出，随即通过2.3Fr的微导管用明胶海绵及微线圈完成止血[21]，此后又有几例相似的病例的报道[17]。空肠出血也可以通过栓塞进行止血[22]。需要注意的是，造影过程中未出血则难以发现出血灶，如行大范围栓塞可能会引起肠管坏死，因此尽量有选择性地推进导管。

除此之外，也有向动脉内注入加压素的报道。由于其可能引起大范围的消化道出血或低钠血症等并发症的风险，目前这种方法很少应用了，但对于不能行栓塞术的病例可以采用这种方法。在肠系膜上动脉留置导管，然后20min内给予0.2U/min的加压素，如仍未止血，则增量至0.4U/min。之后以0.1U/min的剂量给予12～24h[23]。日本也报道过一例病例，15岁女孩，回肠、结肠型CD，因大量出血行增强CT检查发现小肠活动性出血，之后开始用类固醇药、阿达木单抗进行药物治疗，并且施行了多次的TAE（transcatheter arterial embolization）后仍反复出血，向动脉内注入加压素后出血迅速停止[24]。

4. 手术

对于药物治疗效果差、内镜及血管栓塞术止血困难的病例，可行手术治疗。曾有1例报道：13岁男孩行血管造影及栓塞术，并且应用IFX治疗后一度止血成功，但2周后再次出血，切除回盲部后未再出血[25]。外科治疗确实能够降低再出血的风险[6]。对CD患者行手术时需要最小限度地切除肠管，可以配合术中内镜检查，限定出血灶，从而确定手术范围[26]。

病例

病例1为大量出血经保守治疗症状得到缓解的病例，病例2为小肠溃疡引起的出血进行了止血治疗的病例。

［**病例1**］ 20岁左右，男性。

体检时发现贫血，且有血便，就诊的当地医院诊断为痔瘘，接受了痔瘘手术。之后仍间断血便，8个月后的某天晚上突然排大量红色便，急救车送至笔者所在医院急诊。无腹痛，轻度发热（体温37.4℃），脉搏119次/min，Hb 6.3g/dL，CRP升高（5.02mg/dL）。低营养状态（Alb 2.5g/dL），直肠指诊可见鲜血，肛门的1点方向位、4点方向位、7点方向位及11点方向位可见缝合口。第二天早上行结肠镜检查，发现肠腔内残留大量血液，升结肠至盲肠可见多发性溃疡，黏膜呈铺路石样改变，末端回肠可见不规则溃疡，诊断为CD（**图1**）。无搏动性出血，升结肠及回肠的溃疡处可见炎性渗出。

治疗上给予4单位红细胞浓缩液（red cell concentrate）以纠正贫血，让患者禁食以维持肠道稳定。由于贫血未进行性加重，因此开始给予5-氨基水杨酸（5-aminosalicylic acid）3g及口服

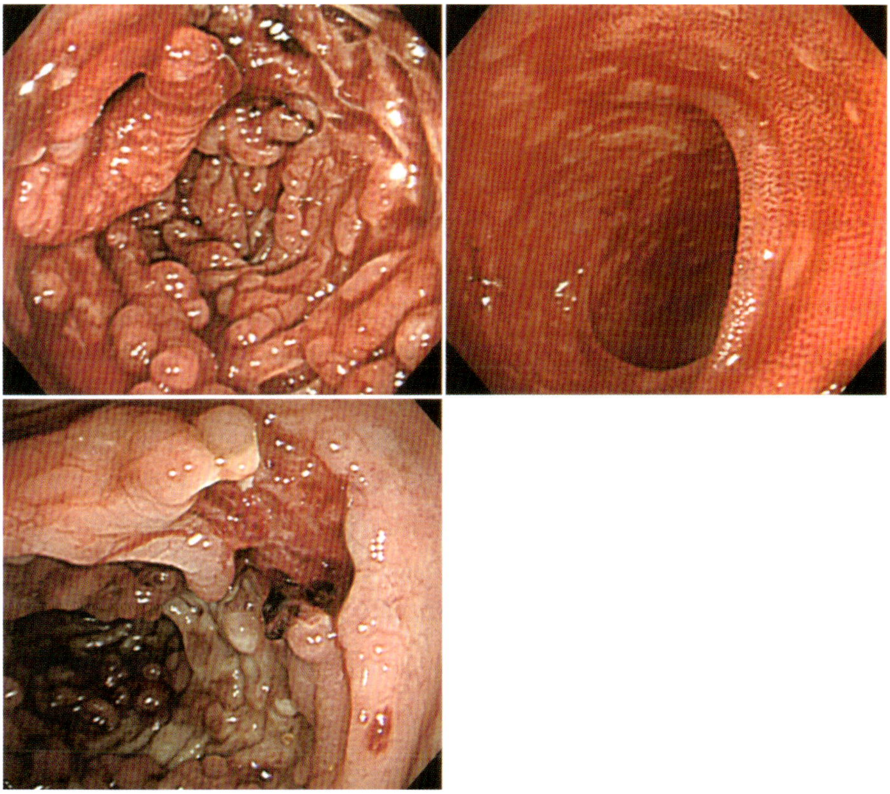

a | b
c

图1 ［病例 1］ 相关图像

a 升结肠至盲肠黏膜呈铺路石样改变，可见多发溃疡及出血。

b 末端回肠可见浅溃疡及出血。

c 升结肠可见形态不规整的溃疡伴渗出。

肠内营养治疗，症状缓解，3 周后出院。之后开始给予硫唑嘌呤及阿达木单抗，病情一直处于稳定缓解状态。疾病确诊后 13 年未见大量出血。

［病例 2］ 60 岁左右，女性。

体检时发现便潜血阳性，行肠镜检查发现末端回肠可见纵行溃疡，溃疡口侧肠腔狭窄，诊断为小肠型、狭窄型的 CD。开始给予 5-ASA 3g 及口服肠内营养制剂治疗。1 年后仍存在溃疡及狭窄，故给予 6-MP，确诊 2 年后行小肠内镜检查可见回肠尚残存不规则溃疡。确诊 3 年后，出现黑便，血液化验显示 Hb 7.4g/dL。胸腹部骨盆增强 CT 提示炎症性改变，但未发现明确出血灶，遂收入笔者所在科室住院。CDAI（Crohn' s disease activity index）183，排便次数无明显增加且未见感染症状。为维持肠道稳定嘱患者禁食，之后未见血便，因此入院后第 3 天开始口服肠内营养制剂。但仍持续黑便，Hb 也继续下降，入院后第 10 天 Hb 6.0g/dL，遂输注 4 单位 RCC，并行肠镜检查，未发现出血灶。行 MR enterography 检查，回肠可见非连续性的肠壁增厚，肠系膜附着侧可见明显强化（**图 2a**），行经肛单气囊小肠镜检查发现下部回肠散在形状不规则的溃疡，距回盲瓣 100cm 处的肠壁可见血管残端，其周围可见渗出（**图 2b**）。于该处留置止血夹进行止血（**图 2c**）[27]。之后贫血未再加重，给予阿达木单抗治疗后出院。之后经过两年半的随访观察，未再见进行性

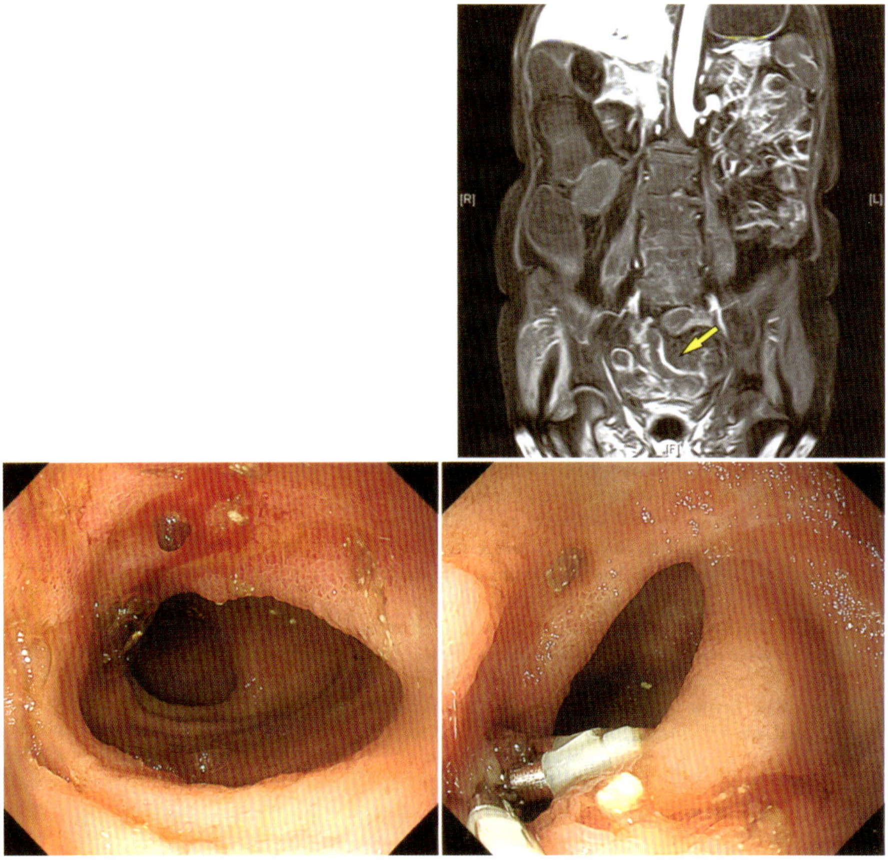

图2 **[病例 2]** 相关图像

a
b c

a MR enterography 显示回肠的非连续性肠壁增厚及肠系膜附着侧肠壁明显强化（箭头）。
b 下部回肠的血管残端，周围可见血性渗出。
c 行止血夹止血治疗。
[转载自大塚和朗等 . 溃疡性结肠炎、克罗恩病的并发症。胃与肠 50：907–915，2015]

加重的血便及贫血。

结语

CD 引起的消化道出血很少见，尤其小肠出血更为罕见，以后随着患者数量的增加，这样的病例也会增加。治疗方案上应选择低侵袭性的治疗手段。

致谢

对向我们提供宝贵病例的昭和大学横滨市北部医院的工藤进英教授深表谢意。

参考文献

[1] Yung DE, Rondonotti E, Giannakou A, et al. Capsule endoscopy in young patients with iron deficiency anaemia and negative bidirectional gastrointestinal endoscopy. United European Gastroenterol J 5:974-981, 2017
[2] 日本消化器病学会(編). CDの消化管合併症：出血に対する治療は？ 炎症性腸疾患(IBD)診療ガイドライン 2016. 南江堂, pp 94-95, 2016
[3] Podugu A, Tandon K, Castro FJ. Crohn's disease presenting as acute gastrointestinal hemorrhage. World J Gastroenterol 22:4073-4078, 2016
[4] Belaiche J, Louis E, D'Haens G, et al. Acute lower gastrointestinal bleeding in Crohn's disease：characteristics of a unique series of 34 patients. Belgian IBD Research Group. Am J Gastroenterol 94:2177-2181, 1999
[5] Kim KJ, Han BJ, Yang SK, et al. Risk factors and outcome of acute severe lower gastrointestinal bleeding in Crohn's disease.

Dig Liver Dis 44:723-728, 2012
[6] Li G, Ren J, Wang G, et al. Prevalence and risk factors of acute lower gastrointestinal bleeding in Crohn disease. Medicine (Baltimore) 94:e804, 2015
[7] Ra G, Thanabalan R, Ratneswaran S, et al. Predictors and safety of venous thromboembolism prophylaxis among hospitalized inflammatory bowel disease patients. J Crohns Colitis 7:e479-485, 2013
[8] 山本博徳, 緒方晴彦, 松本主之, 他. 小腸内視鏡診療ガイドライン. Gastroenterol Endosc 57:2687-2720, 2015
[9] 日本小児栄養消化器肝臓学会(編). 小腸内視鏡検査. 小児消化器内視鏡ガイドライン2017. 診断と治療社, pp 23-39, 2017
[10] Toh JW, Stewart P, Rickard MJ, et al. Indications and surgical options for small bowel, large bowel and perianal Crohn's disease. World J Gastroenterol 22:8892-8904, 2016
[11] Robert JR, Sachar DB, Greenstein AJ. Severe gastrointestinal hemorrhage in Crohn's disease. Ann Surg 213:207-211, 1991
[12] 竹内健, 山田哲弘, 曽野浩治, 他. 腸管合併症—大量出血. 臨消内科 28:553-558, 2013
[13] Stuber T, Hoffmann MH, Stuber G, et al. Pitfalls in detection of acute gastrointestinal bleeding with multi-detector row helical CT. Abdom Imaging 34:476-482, 2009
[14] Daperno M, Sostegni R, Rocca R. Lower gastrointestinal bleeding in Crohn's disease : how (un-) common is it and how to tackle it? Dig Liver Dis 44:721-722, 2012
[15] Papi C, Gili L, Tarquini M, et al. Infliximab for severe recurrent Crohn's disease presenting with massive gastrointestinal hemorrhage. J Clin Gastroenterol 36:238-241, 2003
[16] Meyer MM, Levine EJ. Acute hemorrhagic Crohn's disease controlled with infliximab. Inflamm Bowel Dis 15:1456-1457, 2009
[17] 森昭裕, 大橋憲嗣, 伊藤隼, 他. 高度肥満症に合併したクローン病の1例. 肥満研 22:226-229, 2016
[18] Tsujikawa T, Nezu R, Andoh A, et al. Inflixmab as a possible treatment for the hemorrhagic type of Crohn's disease. J Gastroenterol 39:284-287, 2004
[19] Aniwan S, Eakpongpaisit S, Imraporn B, et al. Infliximab stopped severe gastrointestinal bleeding in Crohn's disease. World J Gastroenterol 18:2730-2734, 2012
[20] Gomollón F, Dignass A, Annese V, et al. 3rd European Evidence-based Consensus on the Diagnosis and Management of Crohn's Disease 2016: Part 1: Diagnosis and Medical Management. J Crohns Colitis 11:3-25, 2017
[21] Kazama Y, Watanabe T, Akahane M, et al. Crohn's disease with life-threatening hemorrhage from terminal ileum : successful control by superselective arterial embolization. J Gastroenterol 40:1155-1157, 2005
[22] Iiritano E, Grassia R, Staiano T, et al. Life-threatening jejunal hemorrhage as first presentation of Crohn's disease. Inflamm Bowel Dis 16:1277-1278, 2010
[23] Alla VM, Ojili V, Gorthi J, et al. Revisiting the past : intra-arterial vasopressin for severe gastrointestinal bleeding in Crohn's disease. J Crohns Colitis 4:479-482, 2010
[24] 吉年俊文, 岩間達, 豊浦麻記子, 他. 止血困難な大量下血に対してバソプレシン持続動注療法が有効であったCrohn病の1例. 日小児会誌 118:1742-1746, 2014
[25] Kim E, Kang Y, Lee MJ, et al. Life-threatening lower gastrointestinal hemorrhage in pediatric Crohn's disease. Pediatr Gastroenterol Hepatol Nutr 16:53-60, 2013
[26] 松岡宏樹, 内野基, 坂東俊宏, 他. クローン病出血例に対する治療戦略. IBD Res 8:50-55, 2014
[27] 大塚和朗, 竹中健人, 松沢優, 他. 潰瘍性大腸炎・Crohn病の副病変. 胃と腸 50:907-915, 2015

Summary

Small Intestinal Hemorrhage due to Crohn's Disease

Kazuo Ohtsuka[1], Kento Takenaka, Toshimitsu Fujii, Katsuyoshi Matsuoka, Masakazu Nagahori, Eiko Saito, Kohei Suzuki, Yoshio Kitazume[2], Mamoru Watanabe[1]

Bleeding is an intestinal complication of Crohn's disease, although life-threatening bleeding rarely occurs. For diagnosis, CT, endoscopy, and angiography are commonly performed. However, bleeding points is often multiple or diffuse, and specific bleeding points are often difficult to be located. First, the patients are fasting and given infusion. Anti-TNF α antibody is effective for rapid hemostasis. Endoscopic treatment and vascular embolization are performed for massive bleeding. Bleeding is stopped with conservative treatment in many cases. If bleeding cannot be stopped by conservative treatment, surgery is performed ; however, the range of resection should be minimal. To avoid re-hemorrhages, sufficient medical treatment is necessary. Small bowel bleeding due to Crohn's disease is not common, but it needs appropriate diagnosis and minimally invasive treatment.

[1] Department of Gastroenterology and Hepatology, School of Medicine, Tokyo Medical and Dental University, Tokyo
[2] Department of Radiology, School of Medicine, Tokyo Medical and Dental University, Tokyo

主题 小肠出血性疾病诊断及治疗最新进展

以出血为主要特征的小肠非肿瘤性病变的诊断及治疗

——NSAIDs 引起的小肠黏膜损害

太田 和宽[1]
竹内 利寿
能田 贞治
小嶋 融一
原田 智
尾崎 晴彦
原梓
东野 健
樋口 和秀[1]

张惠晶 译

概述●据报道，长期服用非甾体抗炎药（NSAIDs）的患者小肠黏膜损害的发生率超过 80%，但相关的预防方案及治疗方案尚未明确。质子泵抑制剂对预防 NSAIDs 引起的上消化道黏膜损害有效，但对于无酸分泌的小肠黏膜损害无效。NSAIDs 引起小肠黏膜损害的病理生理机制不断被探明，其中肠内菌群的变化在其发病机制中起重要作用。还有报道指出，由于 PPI 可以影响肠内菌群，因此 PPI 制剂可能加重小肠黏膜的损害。胃黏膜保护剂、益生菌、甲硝唑等以往的药物对 NSAIDs 引起的小肠黏膜损害有预防和治疗的效果，而确立切实有效的治疗方法是我们目前的首要任务。

关键词 NSAIDs 阿司匹林 小肠黏膜损害 肠内菌群 前列腺素

[1] 大阪医科大学第二内科 〒569-8686 高槻市大学町 2-7
E-mail：clash_kaz@yahoo.co.jp
[2] 春秋会城山医院消化内科

前言

随着日本老龄化的日益加剧，长期服用非甾体抗炎药（nonsteroidal anti-inflammatory drugs；NSAIDs）或低剂量阿司匹林（low-dose aspirin；LDA）的人群越来越多。众所周知，NSAIDs 或 LDA 可引起上消化道黏膜损伤，现已明确其还可引起小肠黏膜损伤。质子泵抑制剂（proton pump inhibitor；PPI）对于 NSAIDs 或 LDA 引起的上消化道黏膜损伤具有预防效果[1]，对受胃酸影响的十二指肠也有效，由于 PPI 仅抑制胃酸分泌，因此对于无酸分泌的小肠黏膜损伤很难发挥疗效。

本文主要介绍 NSAIDs 或 LDA 引起小肠黏膜损伤的病理生理机制、其特征性的图像所见及可行的治疗方案。

病理生理

1. PG 的减少

NSAIDs 通过阻断环氧合酶（cyclooxygenase；COX）抑制前列腺素（prostaglandin；PG）的生成来发挥其抗炎作用或抗血小板作用。而在消化道黏膜，PG 通过促进黏膜血流及黏液分泌等作用维持消化道黏膜的稳定性，由于 NSAIDs 可引起小肠黏膜内 PG 的减少，因此导致黏膜的黏液分泌不足、蠕动亢进及黏膜透过性增强等微小循环障碍，进而增加了肠道内消化液和肠内细菌对黏膜的直接损害作用，引起黏膜的损害[2, 3]。

COX 有两种同工酶 COX1 和 COX2，每一种都是 PG 生成过程中花生四烯酸级联反应的关键酶。COX1 普遍存在于全身组织中，以消化道黏膜和血小板中居多。而 COX2 是由内毒素或细胞因子的刺激而诱导生成的，与炎症反应相关[4]。但敲除了COX1或COX2的小鼠都未自然发生小肠黏膜的损害[5,6]，因此考虑小肠黏膜损害可能与其他的因素相关。

2. 肠内细菌的存在

其他的相关因素之一考虑为肠内细菌。无菌条件下饲养的小鼠或给予抗生素的小鼠未发生NSAIDs相关性消化道黏膜损伤，因此推测肠内细菌可能与加重小肠黏膜损害相关[7]。有研究报道，在革兰阴性杆菌和受损的上皮上发现了toll-like receptor，由此诱导了炎性细胞因子的生成，进而导致炎症的发生[8,9]。而又有动物实验或临床试验报道指出，给予PPI制剂会加重NSAIDs或LDA引起的小肠黏膜损伤，推测PPI引起肠内菌群的变化可能是加重损伤的原因之一[10,11]。

3. 自噬的参与

最新的基础研究发现，自噬在很大程度上参与了NSAIDs引起的小肠黏膜损害。自噬对维持处于饥饿/氧化应激/内质网应激状态下的细胞稳定性方面起重要作用，作为细胞死亡的一种形态而受到关注。其与细胞凋亡相互作用，共同参与细胞死亡或细胞生存[12-14]。今后，希望开发出以自噬为靶点的新型的治疗药物及预防方案。

发病率

以往的报道指出，NSAIDs服用2周以上，则NSAIDs相关性小肠黏膜损害的发病率可达到55%以上[15-17]。Kuramoto等[18]发现给予健康志愿者双氯酚酸（75mg/d）与PPI（奥美拉唑10mg/d）联合服用2周，81.3%的志愿者发生了不同程度的小肠黏膜损伤。同时此结果也证明PPI不能预防小肠黏膜损伤。Sugimori等[19]在临床实际中发现因类风湿性关节炎而服用NSAIDs治疗的患者中，有81.3%发生了小肠黏膜损伤。

目前认为LDA引起小肠黏膜损害的机制与NSAIDs相同。Watanabe等[20]对长期服用LDA的患者行胶囊内镜检查发现，有90.9%的患者可见不同程度的小肠黏膜损害。

诊断

1. 小肠胶囊内镜检查

无上消化道出血和大肠出血而怀疑小肠出血时，如CT等检查未发现明确出血灶，那么应该向患者建议行低侵袭性且易于观察整个小肠的小肠胶囊内镜检查[21]。但是对于长期应用NSAIDs或LDA的患者，由于可能会伴随消化道狭窄（后文详细说明），最好先行探路胶囊检查，待确认消化道的通畅性后再行小肠胶囊内镜检查。

本疾病也可出现血便或黑便等明确的消化道出血症状，对慢性贫血患者进行精查也常发现小肠存在病变。另外，除消化道出血症状外，也可出现腹痛、低蛋白血症、肠梗阻等症状。

特征的内镜所见包括后述的糜烂或溃疡等黏膜损害、膜样狭窄等，根据疾病的严重程度不同，内镜所见也多种多样。由于内镜所见为非特异性的，因此仅靠内镜所见很难做出确定诊断，应该在了解患者的背景疾病或用药史的基础上，排除其他的感染性病变而做出综合性判断。但是考虑到本病的发病率，对于长期服用NSAIDs或LDA的患者来说，其小肠病变很可能与这些药物相关，因此要时刻警惕本病的存在。

在此基础上，本多等[22]提出了NSAIDs相关性肠炎的诊断标准：①明确发病前NSAIDs的使用史；②发病前无抗生素用药史；③对粪便或活检组织的细菌培养检查中未发现病原菌；④病理组织学上无血管炎、肉芽肿等的特异性所见；⑤仅中止使用致病药物（NSAIDs）即可改善临床症状及影像学表现。但是对于⑤，在很多情况下，由于患者的身体状况而无法得到确认。

2. 病理组织学所见

病理组织学方面，池田等[23]对NSAIDs相关性小肠病变的活检组织进行分析发现，全部组织镜下都呈现为伴有巢状细胞浸润的轻度至中度以下的非特异性炎症改变，也见大量的瘀血、水肿、淋巴管扩张及上皮细胞生成等表现。仅有54.2%的病例出现凋亡小体，因此凋亡小体不能作为NSAIDs相关性小肠黏膜损害的确定指标。

治疗

1. 中止使用致病药物

对于 NSAIDs 或 LDA 引起的小肠黏膜损害，最有效的治疗方法就是中止使用致病药物。但另一方面，对于因慢性疼痛不能中止 NSAIDs 的患者或为预防缺血性心肌病及脑梗死而需持续服用 LDA 等抗血小板药物的患者，应该考虑其他的治疗方法。最近，很多临床试验的研究结果都表明一些现有药物对 NSAIDs 或 LDA 引起的小肠黏膜损害具有预防和治疗效果[18, 20, 24-36]。

米索前列醇作为一种 PG 制剂，其可补充由 NSAIDs 引起的小肠黏膜内 PG 的不足，因此这是一种在理论上可行有效的药物，实际上也有很多研究报道了其有效性[20, 24-25]。但需要注意米索前列醇常诱发腹泻，因此可能难以持续服用。

瑞巴派特[26-31]、特普龙农[32, 33]、伊索拉定[18, 34, 35]等作为胃黏膜保护药，通过各种机制发挥保护胃黏膜作用，多数报道指出，这些药物对于 NSAIDs 或 LDA 相关性小肠黏膜损害也有一定的效果。但其使用剂量是否应等同于胃黏膜损伤时的使用剂量还需要进一步探讨。

Watanabe 等[28]的报道指出，对于 LDA 引起小肠黏膜损伤的患者，瑞巴派特的使用剂量应为胃黏膜损伤时使用剂量的 3 倍即 900mg/d，否则无法治愈小肠黏膜的损伤。笔者所在医院进行了一项临床试验[26]，将瑞巴派特用于健康志愿者以探讨其对 LDA 相关性消化道黏膜损伤的预防作用，结果显示给予用于治疗胃溃疡的常用剂量 300mg/d，就能很好地预防 LDA 相关性消化道黏膜损伤。

Shiotani 等[36]指出特普农龙不能预防 LDA 相关性的小肠黏膜损害，但此研究使用的剂量也与胃黏膜损伤时的常用剂量相同，如果增加剂量可能会发挥预防作用。

关于伊索拉定，笔者所在医院对健康志愿者进行了一项临床试验：给予 NSAIDs 相关性小肠黏膜损害的患者以与胃黏膜损伤同等剂量的伊索拉定，可以明确改善小肠黏膜的损伤，即伊索拉定可能对 NSAIDs 相关性小肠黏膜损害有治愈效果。

2. 抗生素

除 PG 制剂和胃黏膜保护剂外，抗生素中的甲硝唑[37, 38]和益生菌[39, 40]对 NSAIDs 或 LDA 相关性小肠黏膜损伤也有效。两者都是通过改变肠道内的菌群而发挥其作用的。

3. COX2 选择性阻滞剂

据报道，与普通型的 NSAIDs 相比，COX2 选择性阻滞剂对消化道黏膜的副作用较小。Goldstein 等[16]将 COX2 选择性阻滞剂塞来昔布与普通型 NSAIDs 制剂萘普生用于健康志愿者，以比较两者引起小肠黏膜损伤的发生率，结果显示，塞来昔布组小肠黏膜损伤的程度明显轻于萘普生组。另外，Inoue 等[41]报道指出，服用 NSAIDs 的类风湿性关节炎患者转用 COX2 选择性阻滞剂后，明显改善了小肠黏膜的损伤。

而 Maiden 等[15]则指出，连续服用 3 个月以上的 COX2 选择性阻断药，形成了与普通型 NSAIDs 同等程度的小肠黏膜损害，与前述的结果出现了分歧[12]。后文分享的［病例 3］单独服用塞来昔布也引起了小肠黏膜的高度损害，因此关于 COX2 选择性阻断剂能否减轻小肠黏膜损害还需要进一步探讨。

4. 其他的治疗方法

当然如果发生显性出血，而仅仅应用前述药物无法及时止血时，可以考虑内镜下止血或血管栓塞术或手术治疗等，应根据临床情况随机应变，选择合适的治疗方法。

病例

［**病例 1**］ 因类风湿性关节炎的慢性疼痛而长期服用 NSAIDs（洛索洛芬）。为查明贫血原因而行小肠胶囊内镜检查。小肠内可见多发的黏膜损害（糜烂），其中一部分黏膜损害可见活动性出血，诊断为 NSAIDs 引起的小肠黏膜损害（**图 1**）。对于 NSAIDs 相关性小肠黏膜损害的治疗，首先应考虑中止服用致病药物。对于本病例，停止了服用洛索洛芬，变更为非 NSAIDs 镇痛药

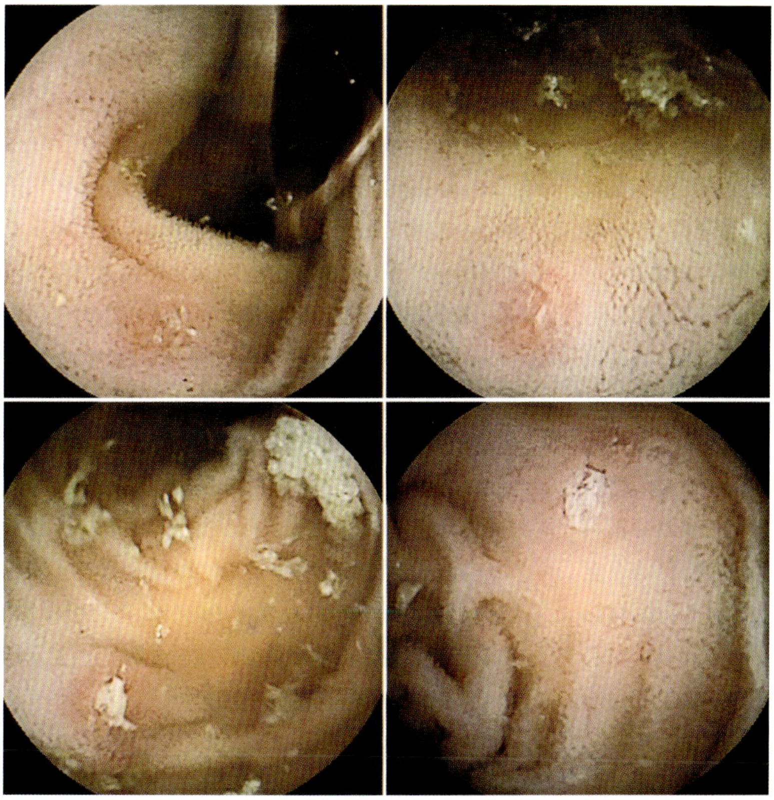

a	b
c	d

图1 **[病例 1]** 相关图像

a，b NSAIDs 引起的小肠黏膜损害（糜烂）。发红的中央部可见绒毛缺失。

c，d NSAIDs 引起的小肠黏膜溃疡。溃疡周围发红，溃疡底部绒毛结构缺失。

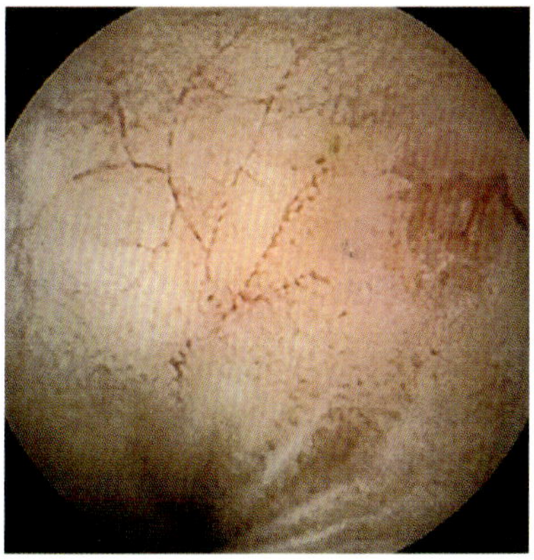

图2 出血性 NSAIDs 相关性小肠黏膜损害（糜烂）

与［病例 1］不同的病例，因为捕捉到了比较珍贵的活动性出血图像，所以展示出来。虽说是比较小的黏膜损害，但也可以作为消化道出血、贫血原因证据的图像。

对乙酰氨基酚。之后疼痛得到了控制，贫血也未再加重。

作为参考，**图 2** 为另外一个患者，NSAIDs 相关性小肠黏膜损害（糜烂）伴活动性出血。虽说仅仅是糜烂，但也可以作为小肠出血原因的证据。

［**病例 2**］ 预防缺血性心脏病再发而持续服用 10 年以上的 LDA。为了查明黑便和贫血的原

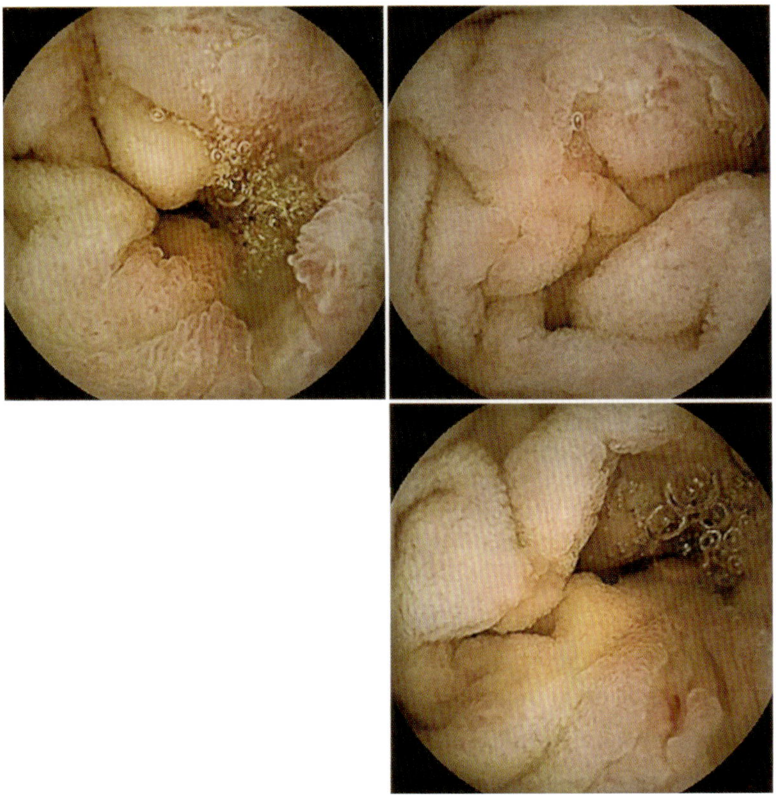

图3 [**病例 2**] LDA 引起的小肠黏膜损害

a, b 小肠黏膜充血水肿，可见较大的绒毛缺失部位。a 图中伴有气泡，而气泡遮挡了溃疡的底部。与此类似，胶囊内镜检查过程中气泡或残渣处可能潜藏病变，因此在阅片时需要格外注意。

c 绒毛缺失处可见血片附着，可以诊断其为出血的原因。

因而行小肠胶囊内镜检查。空肠可见多发溃疡，并且溃疡底部可见血片附着。考虑为 LDA 引起的小肠黏膜损害，诊断为消化道出血的原因（**图 3**）。为治疗小肠疾病希望停止使用 LDA 药物，但优先考虑预防心脏疾病复发而继续服用 LDA。据报道，几种胃黏膜保护药物对治疗 LDA 相关性小肠黏膜损害有效。而 PG 制剂米索前列醇[20，24–25]就为其中之一，因此开始使用米索前列醇进行治疗，但由于出现腹泻等不良反应无法继续服用。遂改为瑞巴派特治疗，之后未再出现贫血及黑便。

[**病例 3**] 因类风湿性关节炎的慢性疼痛而长期服用 NSAIDs（塞来昔布）。为查明贫血原因而行小肠胶囊内镜检查。小肠内可见多发环形溃疡，并伴有向心性膜样狭窄。另外，环形溃疡可见自然出血，判断其为引起贫血的原因（**图 4**）。胶囊内镜在工作时间内未完成整个小肠检查，在检查后第 5 日随粪便排出。本病例也中止服用了塞来昔布，替换为曲马朵和对乙酰氨基酚联合应用，疼痛得到控制。

结语

NSAIDs 或 LDA 引起的药物性小肠黏膜损害的病理生理机制不断被阐明，据此也提出了几种预防方法和治疗方法。从发病率的角度来考虑，这应该是所有消化内科医生都需要认识的一种疾

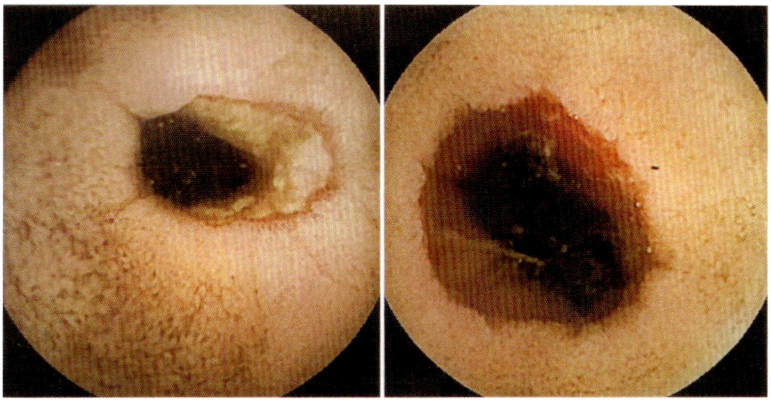

a | b **图4** **[病例 3]** NSAIDs 引起的小肠黏膜损害
a 伴有向心性膜样狭窄的轮状溃疡。
c 伴随出血，虽然服用了 COX2 选择性阻断剂，但还是形成了类似于 a、b 这样的小肠黏膜损害。本病例由于小肠狭窄，导致胶囊内镜排出延迟。虽然 5 天后胶囊自然排出，但是对于类似这样的病例，在检查前还是应该先行探路胶囊检查以评估小肠的通畅性。

病。与其他抗血栓药物并用也可引起本病，即使微小的黏膜损害也可能成为出血源。重度贫血或心功能低下等严重的病例也可能导致死亡。另外，必须引起注意的是，不仅仅消化科医生对 NSAIDs 或 LDA 具有处方权，很多医生包括整形外科医生、循环科医生或脑外科医生等都具有其处方权，因此 NSAIDs 相关性小肠黏膜损害常常得不到认识。有必要向处方医生进行相关知识的宣教[42]，尤其确立预防的方法是我们的当务之急。

参考文献

[1] Hawkey CJ, Karrasch JA, Szczepański L, et al. Omeprazole compared with misoprostol for ulcers associated with nonsteroidal antiinflammatory drugs. Omeprazole versus misoprostol for NSAID-induced ulcer management (omnium) study group. N Engl J Med 338:727-734, 1998
[2] Higuchi K, Umegaki E, Watanabe T, et al. Present status and strategy of NSAIDs-induced small bowel injury. J Gastroenterol 44:879-888, 2009
[3] Edogawa S, Takeuchi T, Kojima Y, et al. Current topics of strategy of NSAID-induced small intestinal lesions. Digestion 92:99-107, 2015
[4] O'Neill GP, Ford-Hutchinson AW. Expression of mRNA for cyclooxygenase-1 and cyclooxygenase-2 in human tissues. FEBS Lett 330:156-160, 1993
[5] Langenbach R, Morham SG, Tiano HF, et al. Prostaglandin synthase 1 gene disruption in mice reduces arachidonic acid-induced inflammation and indomethacin-induced gastric ulceration. Cell 83:483-492, 1995
[6] Morham SG, Langenbach R, Loftin CD, et al. Prostaglandin synthase 2 gene disruption causes severe renal pathology in the mouse. Cell 83:473-482, 1995
[7] Syer SD, Blackler RW, Martin R, et al. NSAID enteropathy and bacteria: a complicated relationship. J Gastroenterol 50:387-393, 2015
[8] Watanabe T, Tanigawa T, Nadatani Y, et al. Risk factors for severe nonsteroidal anti-inflammatory drug-induced small intestinal damage. Dig Liver Dis 45:390-395, 2013
[9] Higashimori A, Watanabe T, Nadatani Y, et al. Mechanisms of NLRP3 inflammasome activation and its role in NSAID-induced enteropathy. Mucosal Immunol 9:659-668, 2016
[10] Wallace JL, Syer S, Denou E, et al. Proton pump inhibitors exacerbate NSAID-induced small intestinal injury by inducing dysbiosis. Gastroenterology 141:1314-1322, 2011
[11] Endo H, Sakai E, Taniguchi L, et al. Risk factors for small-bowel mucosal breaks in chronic low-dose aspirin users: data from a prospective multicenter capsule endoscopy registry. Gastrointest Endosc 80:826-834, 2014
[12] Narabayashi K, Ito Y, Eid N, et al. Indomethacin suppresses LAMP-2 expression and induces lipophagy and lipoapoptosis in rat enterocytes via the er stress pathway. J Gastroenterol 50:541-554, 2015
[13] Edogawa S, Sakai A, Inoue T, et al. Down-regulation of collagen i biosynthesis in intestinal epithelial cells exposed to indomethacin: A comparative proteome analysis. J Proteomics 103:35-46, 2014
[14] Harada S, Nakagawa T, Yokoe S, et al. Autophagy Deficiency Diminishes Indomethacin-Induced Intestinal Epithelial Cell Damage through Activation of the ERK/Nrf2/HO-1 Pathway. J Pharmacol Exp Ther 355:353-361, 2015

[15] Maiden L, Thjodleifsson B, Seigal A, et al. Long-term effects of nonsteroidal anti-inflammatory drugs and cyclooxygenase-2 selective agents on the small bowel : a cross-sectional capsule enteroscopy study. Clin Gastroenterol Hepatol 5:1040-1045, 2007
[16] Goldstein JL, Eisen GM, Lewis B, et al. Video capsule endoscopy to prospectively assess small bowel injury with celecoxib, naproxen plus omeprazole, and placebo. Clin Gastroenterol Hepatol 3:133-141, 2005
[17] Graham DY, Opekun AR, Willingham FF, et al. Visible small intestinal mucosal injury in chronic NSAID users. Clin Gastroenterol Hepatol 3:55-59, 2005
[18] Kuramoto T, Umegaki E, Nouda S, et al. Preventive effect of irsogladine or omeprazole on non-steroidal anti-inflammatory drug-induced esophagitis, peptic ulcers, and small intestinal lesions in humans, a prospective randomized controlled study. BMC Gastroenterol 13:85, 2013
[19] Sugimori S, Watanabe T, Tabuchi M, et al. Evaluation of small bowel injury in patients with rheumatoid arthritis by capsule endoscopy : effects of antirheumatoid arthritis drugs. Digestion 78:208-213, 2008
[20] Watanabe T, Sugimori S, Kameda N, et al. Small bowel injury by low-dose enteric-coated aspirin and treatment with misoprostol : a pilot study. Clin Gastroenterol Hepatol 6:1279-1282, 2008
[21] 山本博徳, 緒方晴彦, 松本圭之, 他. 小腸内視鏡診療ガイドライン. Gastroenterol Endosc 57:2685-2720, 2015
[22] 本多啓介, 飯田三雄, 小堀陽一郎, 他. 非ステロイド性抗炎症剤(NSAIDs)が原因と考えられた下部消化管病変の臨床的・内視鏡的検討. 臨と研 77:766-770, 2000
[23] 池田圭祐, 岩下明德, 田邉寛, 他. NSAID起因性小腸病変の病理組織学的特徴と鑑別診断. 胃と腸 46:137-143, 2011
[24] Bjarnason I, Smethurst P, Fenn CG, et al. Misoprostol reduces indomethacin-induced changes in human small intestinal permeability. Dig Dis Sci 34:407-411, 1989
[25] Fujimori S, Seo T, Gudis K, et al. Prevention of nonsteroidal anti-inflammatory drug-induced small-intestinal injury by prostaglandin : a pilot randomized controlled trial evaluated by capsule endoscopy. Gastrointest Endosc 69:1339-1346, 2009
[26] Ota K, Takeuchi T, Nouda S, et al. Determination of the adequate dosage of rebamipide, a gastric mucoprotective drug, to prevent low-dose aspirin-induced gastrointestinal mucosal injury. J Clin Biochem Nutr 59:231-237, 2016
[27] Mizukami K, Murakami K, Abe T, et al. Aspirin-induced small bowel injuries and the preventive effect of rebamipide. World J Gastroenterol 17:5117-5122, 2011
[28] Watanabe T, Takeuchi T, Handa O, et al. A multicenter, randomized, double-blind, placebo-controlled trial of high-dose rebamipide treatment for low-dose aspirin-induced moderate-to-severe small intestinal damage. PLoS One 10: e0122330, 2015
[29] Niwa Y, Nakamura M, Ohmiya N, et al. Efficacy of rebamipide for diclofenac-induced small-intestinal mucosal injuries in healthy subjects : a prospective, randomized, double-blinded, placebo-controlled, cross-over study. J Gastroenterol 43:270-276, 2008
[30] Fujimori S, Takahashi Y, Gudis K, et al. Rebamipide has the potential to reduce the intensity of NSAID-induced small intestinal injury : a double-blind, randomized, controlled trial evaluated by capsule endoscopy. J Gastroenterol 46:57-64, 2011
[31] Kurokawa S, Katsuki S, Fujita T, et al. A randomized, double-blinded, placebo-controlled, multicenter trial, healing effect of rebamipide in patients with low-dose aspirin and/or non-steroidal anti-inflammatory drug induced small bowel injury. J Gastroenterol 49:239-244, 2014
[32] Umegaki E, Kuramoto T, Kojima Y, et al. Geranylgeranylacetone, a gastromucoprotective drug, protects against NSAID-induced esophageal, gastroduodenal and small intestinal mucosal injury in healthy subjects : A prospective randomized study involving a comparison with famotidine. Intern Med 53:283-290, 2014
[33] Niwa Y, Nakamura M, Miyahara R, et al. Geranylgeranylacetone protects against diclofenac-induced gastric and small intestinal mucosal injuries in healthy subjects : a prospective randomized placebo-controlled double-blind cross-over study. Digestion 80:260-266, 2009
[34] Kojima Y, Takeuchi T, Ota K, et al. Effect of long-term proton pump inhibitor therapy and healing effect of irsogladine on non-steroidal anti-inflammatory drug-induced small-intestinal lesions in healthy volunteers. J Clin Biochem Nutr 57:60-65, 2015
[35] Watari I, Oka S, Tanaka S, et al. Effectiveness of polaprezinc for low-dose aspirin-induced small-bowel mucosal injuries as evaluated by capsule endoscopy : a pilot randomized controlled study. BMC Gastroenterol 13:108, 2013
[36] Shiotani A, Haruma K, Nishi R, et al. Randomized, double-blind, pilot study of geranylgeranylacetone versus placebo in patients taking low-dose enteric-coated aspirin. Low-dose aspirin-induced small bowel damage. Scand J Gastroenterol 45:292-298, 2010
[37] Davies GR, Wilkie ME, Rampton DS. Effects of metronidazole and misoprostol on indomethacin-induced changes in intestinal permeability. Dig Dis Sci 38:417-425, 1993
[38] Bjarnason I, Hayllar J, Smethurst P, et al. Metronidazole reduces intestinal inflammation and blood loss in non-steroidal anti-inflammatory drug induced enteropathy. Gut 33:1204-1208, 1992
[39] Montalto M, Gallo A, Gasbarrini A, et al. NSAID enteropathy : could probiotics prevent it? J Gastroenterol 48:689-697, 2013
[40] Endo H, Higurashi T, Hosono K, et al. Efficacy of Lactobacillus casei treatment on small bowel injury in chronic low-dose aspirin users : a pilot randomized controlled study. J Gastroenterol 46:894-905, 2011
[41] Inoue T, Iijima H, Arimitsu J, et al. Amelioration of small bowel injury by switching from nonselective nonsteroidal anti-inflammatory drugs to celecoxib in rheumatoid arthritis patients : a pilot study. Digestion 89:124-132, 2014
[42] 太田和寛, 竹内利寿, 小嶋融一, 他. 非ステロイド性抗炎症薬・低用量アスピリンによる薬剤性小腸粘膜傷害の診断・治療. 消化器・肝臓内科 1:46-52, 2017

Summary

NSAIDs-induced Small Intestinal Injury

Kazuhiro Ota[1], Toshihisa Takeuchi,
Sadaharu Nouda, Yuichi Kojima,
Satoshi Harada, Haruhiko Ozaki,
Azusa Hara, Takeshi Higashino[2],
Kazuhide Higuchi[1]

The prevalence of small intestinal mucosal injury has been reported to be >80% in NSAIDs (nonsteroidal anti-inflammatory drug) users. However, methods for prevention and treatment of NSAIDs-induced small intestinal injury have not been well established. The efficacy of PPI (proton pump inhibitors) in preventing NSAIDs-induced upper gastrointestinal mucosal injury has been reported, but their efficacy in the management of mucosal injury in the small intestine, which are devoid of gastric acid, remains uncertain. Several reports have also indicated that changes in the intestinal microbial flora affect the onset of NSAIDs-induced small intestinal mucosal injury. Some existing drugs reported to be effective in preventing and/or treating this small intestinal injury include some gastromucoprotective drugs, certain antibiotics, and probiotics.

[1] Second Department of Internal Medicine, Osaka Medical College, Takatsuki-shi, Japan

[2] Department of Gastroenterology, Shiroyama Hospital, Habikino, Japan

主题　小肠出血性疾病诊断及治疗最新进展

以出血为主要特征的小肠非肿瘤性病变的诊断及治疗

——其他的非肿瘤性病变

江崎 幹宏[1]
鸟巢 刚弘
梅野 淳嗣
平野 敦士
冈本 康治
冬野 雄太
前畠 裕司[2]
河野 真一[1]
膳所 圭三
原田 英
保利 喜史[3]
藤原 美奈子
松本 主之[4]
张惠晶　译

概述●以出血为主要特征的小肠非肿瘤性病变包括形成多发溃疡的血管炎综合征（IgA 血管炎、嗜酸粒细胞性血管炎性肉芽肿、多发性血管炎性肉芽肿症、冷球蛋白血症性血管炎）、非特异性多发性小肠溃疡病、肠白塞病，本文将结合实际病例对这些病变进行概述。这些病变的诊断方法都以内镜诊断为中心，X 线造影检查对病变的分布及局限性评估有很高的价值，对确定诊断也能提供有益的信息。治疗方面，球囊扩张术对非特异性多发性小肠溃疡病引起的肠管狭窄有一定效果，但这些疾病大多为肠道多发性病变，因此原则上以内科治疗为主，很少施行内镜下的止血治疗。

关键词　**血管炎综合征　非特异性多发性小肠溃疡病　肠白塞病　小肠出血**

[1] 九州大学大学院医学研究院病态机能内科学
〒812-8582 福冈市东区马出 3 丁目 1-1　E-mail：mesaki@intmed2.med.kyushu-u.ac.jp
[2] 前畠医院
[3] 九州大学大学院医学研究院形态机能病理学
[4] 岩手医科大学医学部内科学讲座消化器内科消化管分野

前言

伴随着胶囊内镜（capsule endoscopy；CE）和气囊辅助内镜（balloon assisted endoscopy；BAE）的普及，小肠疾病的诊断和治疗也得到了飞跃的进步。其中，在不明原因的消化道出血（obscure gastrointestinal bleeding；OGIB）的诊断流程中，CE 和 BAE 都占据重要地位。特别是与治疗相关的 BAE 可以说起着核心的作用[1]。

小肠疾病大致可分为血管性病变、肿瘤性病变及包括药物相关性黏膜损害在内的炎症性病变，而限于 OGIB 的病例中炎症性病变所占的比例较高[2]。本文结合实际病例对以出血为特征的小肠非肿瘤性疾病中形成多发溃疡的罕见疾病进行概述。

血管炎综合征

血管炎综合征为原发性血管炎的总称。本综合征中所包含的疾病都比较罕见，在消化道中多于小肠或大肠形成多发性溃疡。1994[3] 年 CHCC（Chapel Hill Consensus Conference）制订了血管炎的国际分类，根据血管炎主要累及的血管粗细程度可分为 3 类：①大血管炎；②中血管炎；③小血管炎。之后，2012 年[4]CHCC 将血管炎的命名变更为可以反映病因、病理的疾病名。

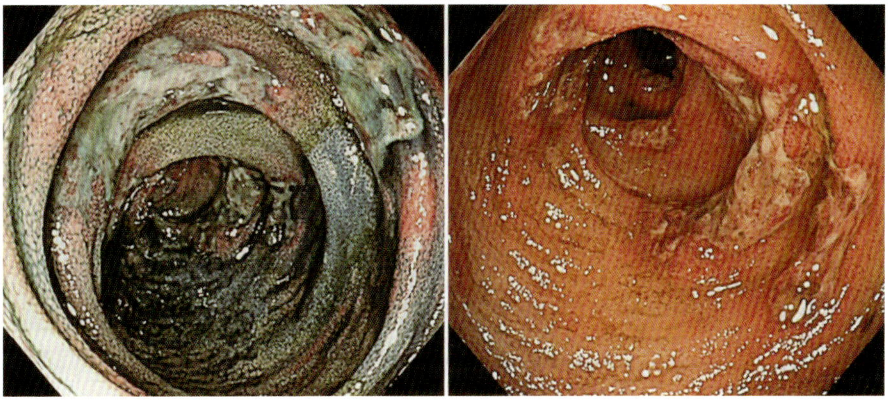

a | b

图1 IgA 血管炎的肠镜所见
a 末端回肠可见横向走行的溃疡性病变。
b 溃疡底部伴有充血的溃疡性病变。

1. IgA 血管炎

IgA 血管炎是由过敏机制引起的以细小血管炎为主的全身性疾病。本病的主要临床症状为伴有白细胞破碎性血管炎（leukocytoclastic vasculitis）的紫癜，70%～80% 的病例可出现以腹痛为主的腹部症状，20%～50% 的病例伴有便血[5, 6]。

在 IgA 血管炎病例十二指肠 / 小肠中可见发红、糜烂、黏膜水肿、溃疡等多种内镜所见。其中溃疡性病变多为横向走行的溃疡[5]（**图 1a**）或底部呈暗红色的溃疡[7]（**图 1b**），这是 IgA 血管炎的特征。笔者有 8 例患者在腹部症状出现后比较早期进行了内镜检查以评估十二指肠 / 小肠，结果发现有 7 例患者横向走行的不规则的糜烂 / 溃疡性病变[8]。而在评估小肠病变时，8 例中发现 4 例病变以空肠为主，还有 2 例为空回肠同等程度的病变，余下的 2 例病变以回肠为主。也就是说，IgA 血管炎的小肠病变可以发生在全部小肠。另外发现 8 例患者中有 3 例患者的十二指肠病变和小肠病变发生于不同的时间，因此推测本病的消化道病变可能随时间推移而呈现为多发性病变。

消化道病变比较严重时可使用类固醇制剂。使用类固醇制剂后病情仍迁延不愈时，环孢菌素可能有效（如下面介绍的病例）。由于本病的消化道病变为多发病变，以出血为主要特征时也可以考虑应用内镜治疗。

［**病例 1**］ 59 岁男性。

临床诊断为伴有 IgA 血管炎的肾脏损害，发病第 14 天收入笔者所在医院肾内科。为明确腹痛原因而进行了上消化道内镜检查（esophagogastroduodenos copy；EGD）（发病第 20 天），十二指肠降段可见呈愈合倾向的多发的不规则溃疡（**图 2a**）。治疗上开始持续给予 30mg/d 泼尼松龙（prednisolone；PSL）的类固醇脉冲疗法，但便潜血检查仍然阳性，贫血也进行性加重。于发病第 25 天进行了 CE 检查，从 Treitz 附近的十二指肠开始一直到空肠上部可见区域性分部的全周性溃疡，溃疡底部呈灰黑色（**图 2b、c**）。继续增加 PSL 的剂量，发病第 43 天行 CE 检查，溃疡仍迁延不愈并伴有多发性点状出血（**图 2d**）。追加使用环孢菌素（150mg/d）。治疗 4 个月后经口行小肠内镜检查可见残存的溃疡（**图 2e**），而 10 个月后溃疡呈瘢痕化。

2. 嗜酸粒细胞性多发血管炎性肉芽肿症

嗜酸粒细胞性多发血管炎性肉芽肿症（eosinophilic granulomatous with polyangitis；EGPA）是由过敏性疾病诱发末梢血嗜酸粒细胞显著增高和血管炎，进而引发的多种多样的临床病症。本病中有 10%～60% 的病例发生腹痛、腹泻、便

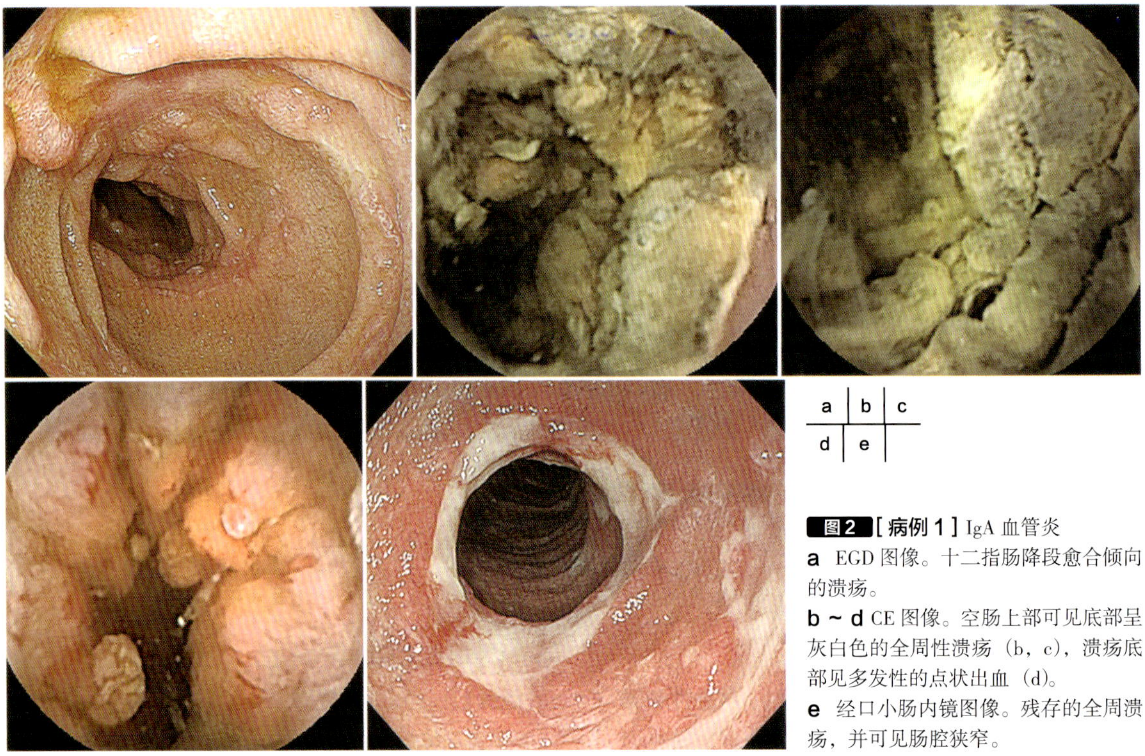

a	b	c
d	e	

图2 **[病例1]** IgA 血管炎
a EGD 图像。十二指肠降段愈合倾向的溃疡。
b～d CE 图像。空肠上部可见底部呈灰白色的全周性溃疡（b，c），溃疡底部见多发性的点状出血（d）。
e 经口小肠内镜图像。残存的全周溃疡，并可见肠腔狭窄。

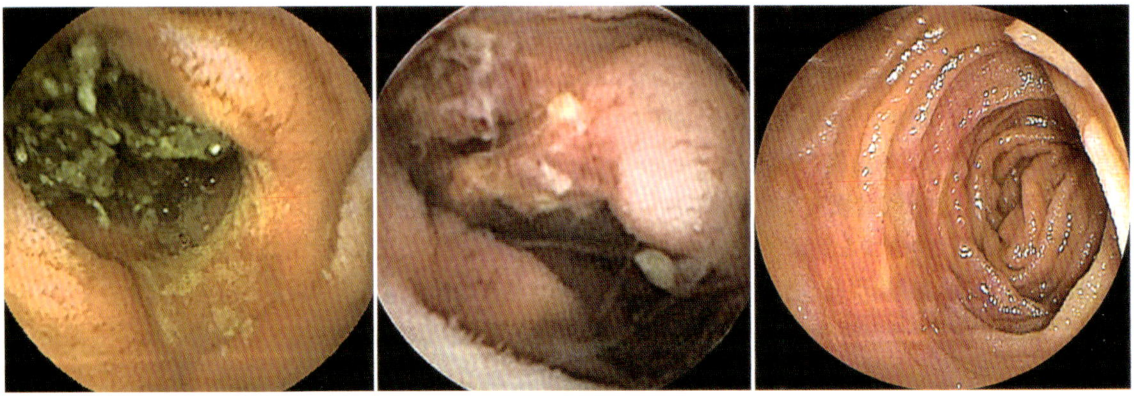

a	b	c

图3 EGPA
a，b CE 图像。类圆形的溃疡性病变（a），边缘黏膜明显充血的溃疡性病变（b）。
c 经口 BAE 图像。伴黏膜充血的明显溃疡。

血等消化道症状[9]。

笔者对 10 例 EGPA 患者消化道病变的内镜所见进行了分析[10]，发现全部患者大肠都发生病变，5 例（50%）发生十二指肠 / 小肠黏膜病变。这些病变的主要性状为多发性红斑或伴有不同程度充血的糜烂 / 溃疡（**图3**）。大肠病变好发于远端大肠，而小肠病变无明显的好发部位。

对于 EGPA 的治疗可使用类固醇制剂，严重病例可使用免疫抑制剂（甲氨蝶呤、环孢菌素、吗替麦考酚酯等）治疗，最近有报道指出抗 IL-5 抗体药物美泊珠单抗（mepolizumab）对 EGPA 也有效果[11]。

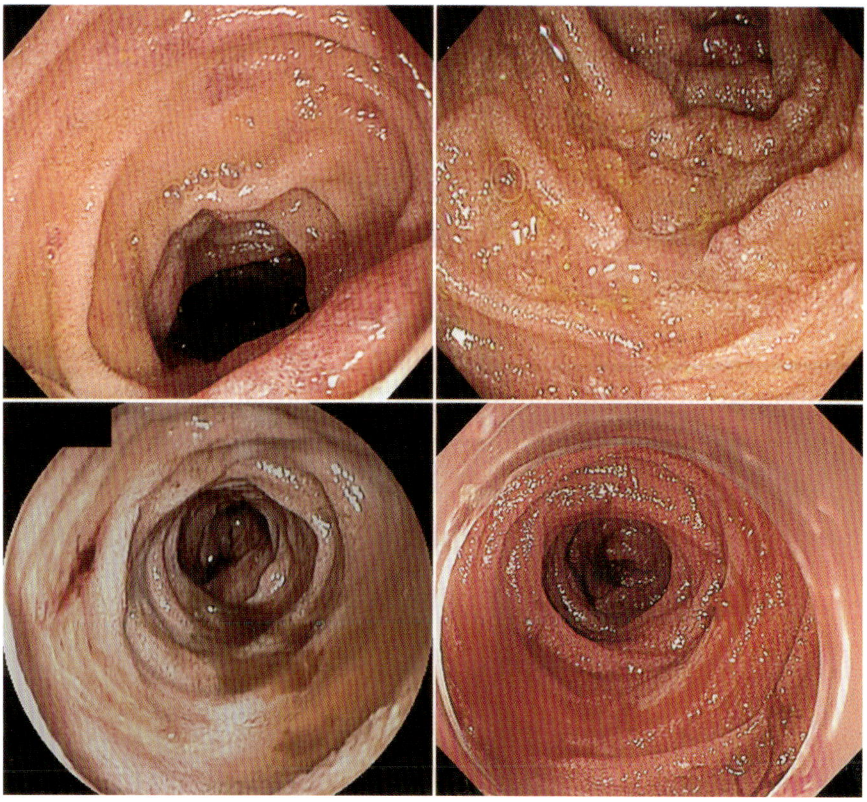

图4 [**病例 2**] GPA
a，b EGD 图像。十二指肠降段的发红黏膜（a），十二指肠降段不规则溃疡（b）。
c 经口 BAE 图像。空肠的不规则溃疡。
d 小肠内镜图像（通过透明帽观察）。可见伴有搏动性出血的溃疡性病变。

3. 多发血管炎性肉芽肿症

多发血管炎性肉芽肿症（granulomatosis with polyangiitis；GPA）表现为发热或体重减轻，同时伴有上呼吸道、肺或肾脏等的脏器损害。本病消化道症状的出现率比较低，为 5%～10%[12]，其中多为小肠病变。内镜下可见黏膜全周性水肿及纵行糜烂 / 溃疡等[13]。

诱导 GPA 缓解的治疗方法主要为联合应用类固醇制剂与环孢菌素，难治病例可以用利妥昔单抗治疗。但笔者的某些病例经内科治疗无法得到缓解，最后采取内镜下止血治疗或外科治疗。

［**病例 2**］ 60 岁女性。

因 PR3-ANCA 阳性和重度炎症（WBC 16 700/μL，CRP 25.1mg/dL）来笔者所在医院就诊以明确诊断。上呼吸道、肺、肾脏都存在病变。另外，从右鼻甲的发红隆起处检出肉芽肿，所以诊断为 GPA。给予 PSL（60mg/d）和环孢菌素联合应用后出现便血。行 EGD 于十二指肠降段可见黏膜发红及不规则溃疡形成（**图 4a、b**）。经口 BAE 检查可见多发的形态不规整的溃疡（**图 4c**）。之后空肠病变反复出血，即使行血管栓塞术也未完全止血，遂行小肠部分切除术。但术后再次发生便血，给予了内镜下止血治疗（**图 4d**）。

4. 冷球蛋白血症性血管炎

冷球蛋白血症性血管炎（cryoglobulinemic vasculitis；CV）在冷球蛋白血症患者中的发生率为 10%～15%[14]，除发热等全身症状外，还可伴有紫癜和皮肤溃疡等的皮肤病变、肾脏损害、神经炎、关节炎等症状。Ramos-Casals 等[15]报道，诊断为 CV 的 209 例患者中有 8 例（3.8%）出现消化道症状。这 8 例患者中有 5 例死于肠道缺血，因此考虑消化道病变可能为预后不良的因素。

对于 CV 的治疗，有胶原病或丙型肝炎等原

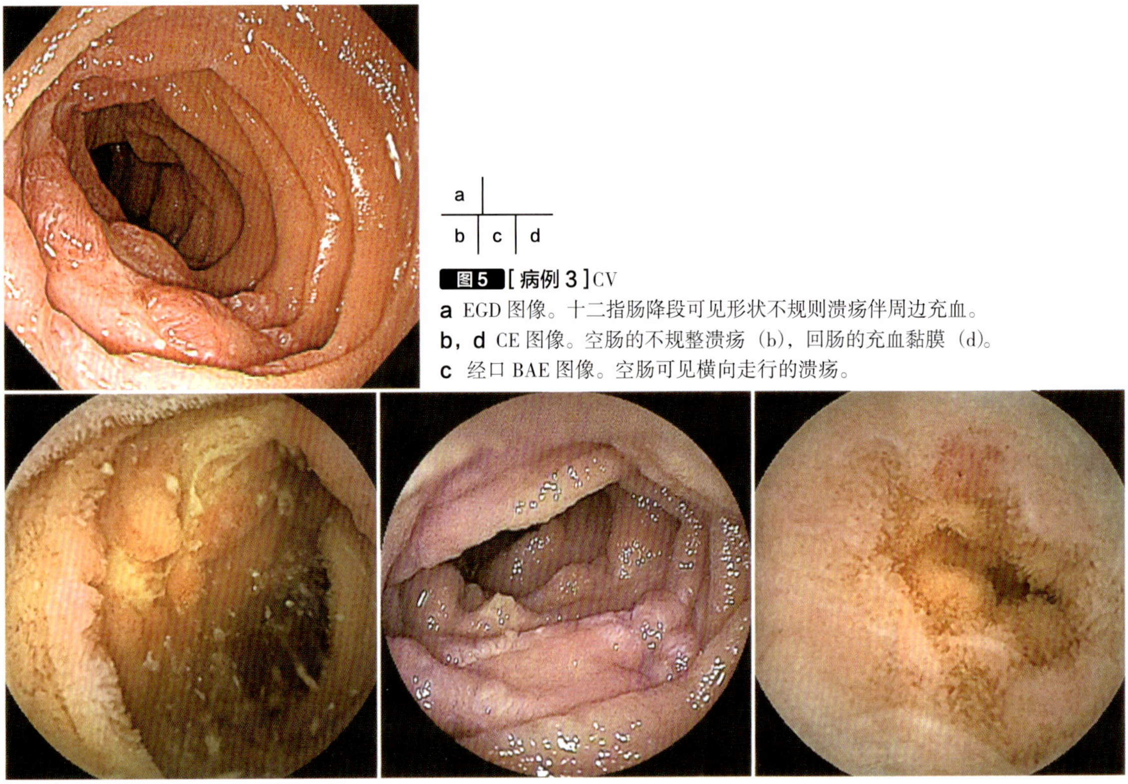

图5 [**病例 3**]CV
a EGD 图像。十二指肠降段可见形状不规则溃疡伴周边充血。
b，d CE 图像。空肠的不规整溃疡（b），回肠的充血黏膜（d）。
c 经口 BAE 图像。空肠可见横向走行的溃疡。

发病时优先治疗原发病。CV 处于高活动期时，可以给予类固醇制剂或免疫抑制剂，或行血浆置换等疗法。

［**病例 3**］ 48 岁男性。

HCV（hepatitis C virus）阳性患者，因膜性增生性肾小球肾炎在外院治疗过程中发现血中冷球蛋白阳性。病程中出现紫癜、腹痛等症状，行 EGD 检查于十二指肠降段可见黏膜水肿，因此给予用于治疗丙型肝炎的 Asuna preville、盐酸达卡他韦及联合应用渗透过滤法进行治疗。为了判定治疗效果，中止了渗透过滤疗法，其后约 1 周时间再次出现腹痛及便血，因而介绍到笔者所在医院就诊。行 EGD 于十二指肠降段可见散在形状不规则的溃疡伴周边充血（**图 5a**）。CE 和经口 BAE 检查中于空肠可见形状不规则或横向走行的溃疡及溃疡瘢痕，于回肠可见充血黏膜（**图 5b ~ d**）。

非特异性多发性小肠溃疡病

本病以冈部、崎村[16]所报道的 6 例病例为开端，并在 21 世纪通过扫描分析出外显子组，进而明确了本病由编码前列腺素运送体的 *SLC02A1* 基因变异所引起，因此赋予本病新的名称——CEAS（chronic enteropathy associated with *SLCO2A1* gene）[17]。本病的特征为由除末端回肠外的中下部回肠的多发性溃疡所引起的持续性潜在出血，进而导致慢性贫血和低蛋白血症。溃疡为 UL-Ⅰ或 UL-Ⅱ程度的浅溃疡，溃疡形态各种各样，多为环状溃疡、横向走行的带状溃疡或斜向走行的细长带状溃疡，溃疡边缘无水肿，多比较锐利[18, 19]。由于本病呈慢性经过，病程较长的患者易出现重度肠腔狭窄或假憩室样肠腔变形。由于 CEAS 引起的肠腔狭窄多沿长轴方向且狭窄段较短，部分病例可行内镜下球囊扩张

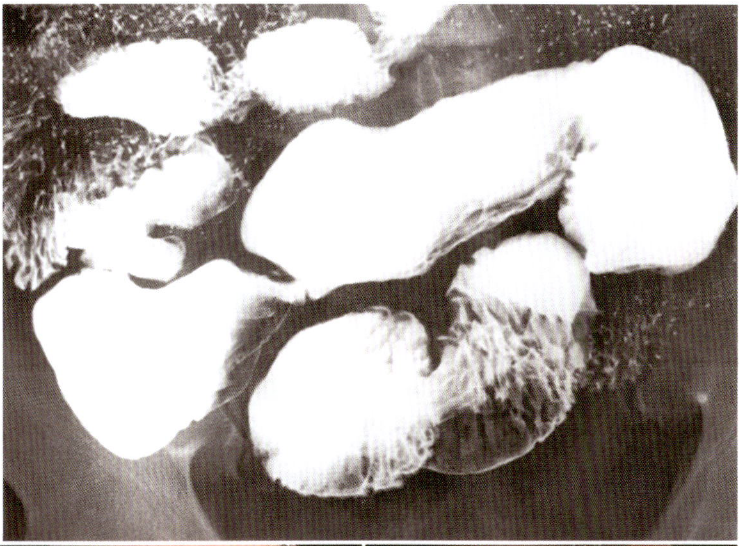

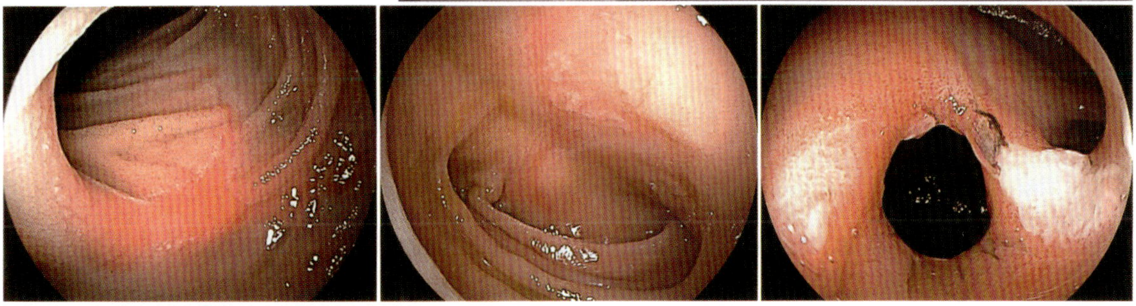

a
b | c | d

图6 **[病例 4]** 非特异性多发性小肠溃疡病

a 经口小肠 X 线造影图像，回肠可见偏心性肠腔狭窄并伴有口侧肠管扩张。

b~d 经肛的 BAE 图像。b：回肠可见横行或斜行的充血黏膜；c：回肠可见形状不规则的充血黏膜；d：伴有白苔的肠腔狭窄及假憩室形成。

术进行治疗。

本病的消化道出血多为潜在出血，不适合行内镜下止血治疗。实际工作中笔者[20]对遗传学上已确定诊断的 45 例 CEAS 进行分析，发现仅有 1 例病例出现肉眼可见的出血。另一方面，对于本病的小肠病变，类固醇制剂、氨基水杨酸制剂、硫唑嘌呤、英夫利昔单抗等抗感染治疗药物均无效。中心静脉营养疗法有效，但如恢复经口途径摄取营养，小肠病变也会同时复发。对于 *SLCO2A1* 基因变异引起的肥厚性皮肤骨膜症的患者，有报道[21]指出，选择性环氧合酶 2（cyclooxygenase 2；COX-2）阻断药依托昔布可有效改善皮肤及关节症状，而对于小肠病变的治疗效果尚不明确。

［**病例 4**］ 64 岁男性。

青少年时期发现贫血，当时给予铁剂治疗。此次因缺铁性贫血和低蛋白血症就诊于笔者所在科室以求明确诊断。双亲为近亲结婚，5 名同胞中有 1 人在外院已诊断为克罗恩病。行经口小肠 X 线造影检查发现本患者小肠中部存在多发的偏心性狭窄，同时伴有口侧肠管的扩张（**图 6a**）。经肛 BAE 检查于小肠中远段可见多发的横行或斜行的黏膜充血（**图 6b、c**），局部可见伴有开放性浅溃疡的高度狭窄（**图 6d**），末端回肠未见异常。在检测是否存在 *SLCO2A1* 基因变异时发现 exon 9 发生同源突变，确定了 CEAS 的诊断。

肠白塞病

白塞病是一种以口腔黏膜、皮肤、眼、外阴部出现反复发作或迁延不愈的炎症性病变为特征的疾病。在满足完全型或不全型定义的前提下，以消化道症状为主要临床表现时称为肠白塞病。

肠白塞病的典型表现为：回盲部肠系膜附着处对侧出现圆形或类圆形的深凿样溃疡。但除典

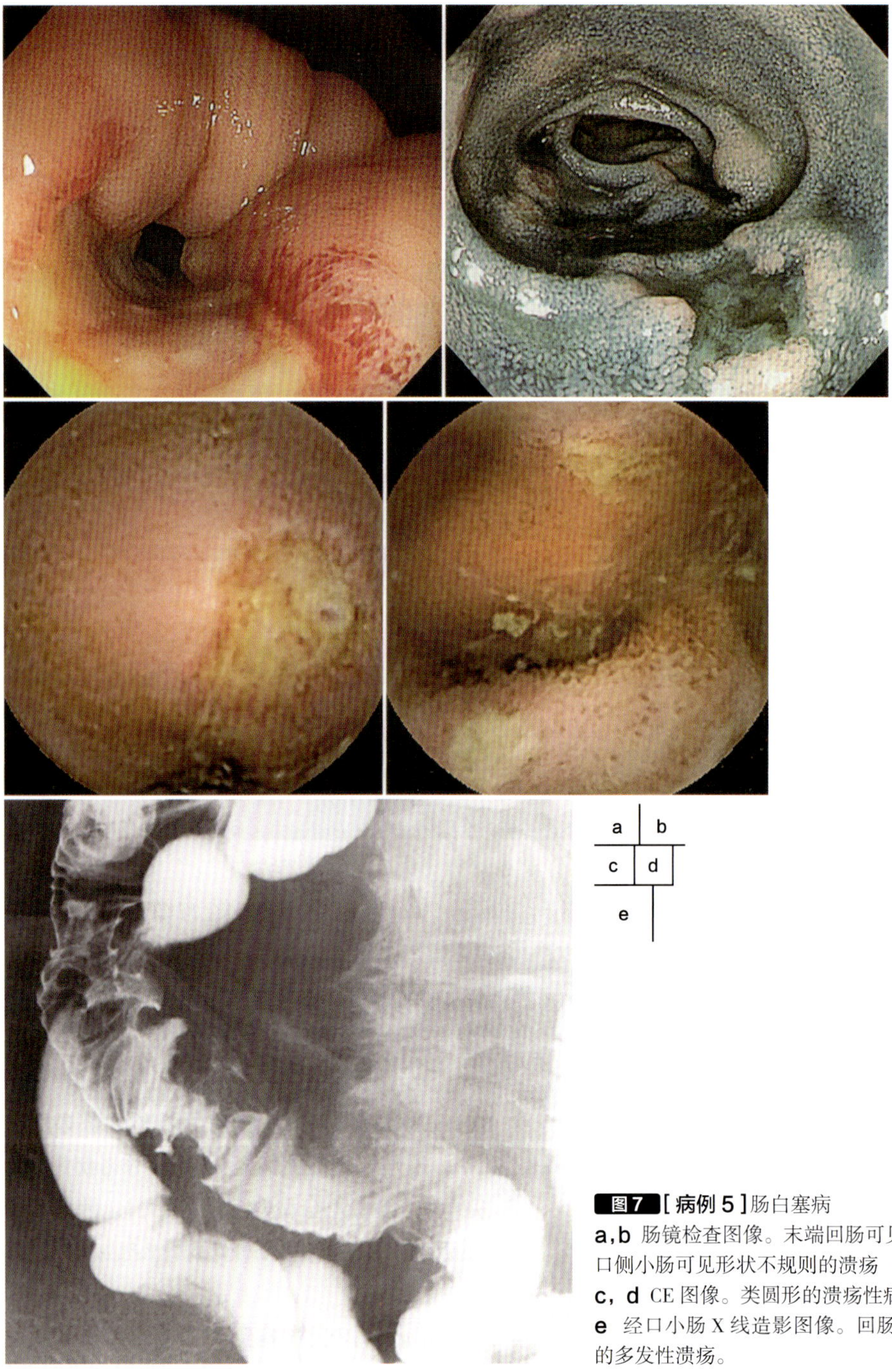

图7 [**病例 5**] 肠白塞病
a,b 肠镜检查图像。末端回肠可见覆有厚白苔的溃疡（a），口侧小肠可见形状不规则的溃疡（b）。
c，d CE 图像。类圆形的溃疡性病变。
e 经口小肠 X 线造影图像。回肠可见伴有周边黏膜水肿的多发性溃疡。

型病变外，约 30% 的非典型病变在小肠可见散在的或多发的阿弗他样糜烂或类圆形溃疡[22，23]。本病的临床症状以典型病变所引起的右下腹疼痛和发热为中心，有时也可出现由溃疡引起的肉眼血便[22，23]。但是溃疡多为 UL-Ⅳ型的深凿样溃疡，因此大多不适合内镜治疗，而应行手术治疗。另一方面，对于中等程度以上的肠白塞病内科治疗应首选全身给予类固醇制剂，对于不适合应用类固醇制剂或对其耐药的病例，可以给予抗 TNF α (tumor necrosis factor α) 抗体治疗，可以取得相同的疗效[24-26]。

［**病例 5**］ 74 岁男性。

该患者因复发性口腔炎、关节痛及发热而入笔者所在医院以明确诊断。入院后因黑便和贫血进行性加重（Hb 8.0g/dL）而行消化道检查。行肠镜检查，于回盲部周围可见伴有重度水肿的溃疡（**图 7a**），其口侧小肠也可见阿弗他样病变及形状不规则的溃疡（**图 7b**）。行 CE 检查，发现以回肠为中心的多发的类圆形溃疡（**图 7c、d**）。病变复发时又进行了经口小肠 X 线造影检查，可见周边黏膜高度水肿的溃疡，大多位于肠系膜附着处对侧的肠黏膜上（**图 7e**）。

结语

本文主要结合笔者的实际病例对以出血为特征的罕见的小肠溃疡性病变进行概述。对于这些小肠多发性病变，内镜下止血治疗的效果有限。为了诊断或评估病情，大多行 CE 及 BAE 检查，因此需要牢牢掌握内镜所见的特征。

参考文献

[1] Yamamoto H, Ogata H, Matsumoto T, et al. Clinical practice guideline for enteroscopy. Dig Endosc 29:519-546, 2017

[2] Goenka MK, Majumder S, Kumar S, et al. Single center experience of capsule endoscopy in patients with obscure gastrointestinal bleeding. World J Gastroenterol 17:774-778, 2011

[3] Jennette JC, Falk RJ, Andrassy K, et al. Nomenclature of systemic vasculitides：the proposal of an international consensus conference. Arthritis Rheum 37:187-192, 1994

[4] Jennette JC, Falk RJ, Bacon PA, et al. 2012 revised International Chapel Hill Consensus Conference Nomenclature of Vasculitides. Arthritis Rheum 65:1-11, 2013

[5] 大川清孝, 青松和揆, 大平美月, 他. 膠原病, 免疫・アレルギー性疾患—Schönlein-Henoch紫斑病. 胃と腸 38:559-565, 2003

[6] 鳥巣剛弘, 岡本康治, 梅野淳嗣, 他. 血管炎随伴小腸炎. 消化器・肝臓内科 1:485-492, 2017

[7] 江﨑幹宏, 松本主之, 中村昌太郎, 他. Schönlein-Henoch紫斑病における十二指腸病変の特徴. 胃と腸 37:791-800, 2002

[8] 江﨑幹宏, 梅野淳嗣, 前畠裕司, 他. 血管炎による消化管病変の臨床診断—IgA血管炎(Henoch-Schönlein紫斑病). 胃と腸 50:1363-1371, 2015

[9] Mouthon L, Dunogue B, Guillevin L. Diagnosis and classification of eosinophilic granulomatosis with polyangiitis (formerly named Churg-Strauss syndrome). J Autoimmun 48-49:99-103, 2014

[10] 岡本康治, 蔵原晃一, 江﨑幹宏, 他. 血管炎による消化管病変の臨床診断—好酸球性多発血管炎性肉芽腫症(Churg-Strauss症候群). 胃と腸 50:1372-1380, 2015

[11] Wechsler ME, Akuthota P, Jayne D, et al. Mepolizumab or placebo for eosinophilic granulomatosis with polyangiitis. N Engl J Med 376:1921-1932, 2017

[12] Pagnoux C, Mahr A, Cohen P, et al. Presentation and outcome of gastrointestinal involvement in systemic necrotizing vasculitides：analysis of 62 patients with polyarteritis nodosa, microscopic polyangitis, Wegener granulomatosis, Churg-Strauss syndrome, or rheumatoid arthritis-associated vasculitis. Medicine 84:115-128, 2005

[13] 柿本一城, 村野実之, 井上拓也, 他. 血管炎による消化管病変の臨床診断—顕微鏡的多発血管炎と多発血管炎性肉芽腫症(Wegener肉芽腫症). 胃と腸 50:1381-1387, 2015

[14] Dammacco F, Sansonno D. Therapy for hepatitis C virus-related cryoglobulinemic vasculitis. N Engl J Med 369:1035-1045, 2013

[15] Ramos-Casals M, Robles A, Brito-Zerón P, et al. Life-threatening cryoglobulinemia：clinical and immunological characterization of 29 cases. Semin Arthritis Rheum 36:189-196, 2006

[16] 岡部治弥, 崎村正弘. 仮称"非特異性多発性小腸潰瘍症". 胃と腸 3:1539-1549, 1968

[17] Umeno J, Hisamatsu T, Esaki M, et al. A Hereditary Caused by Mutations in the SLCO2A1 Gene, Encoding a Prostaglandin Transporter. PLoS Genet 11:e1005581, 2015

[18] 八尾恒良, 飯田三雄, 松本主之, 他. 慢性出血性小腸潰瘍；いわゆる非特異性多発性小腸潰瘍症. 八尾恒良, 飯田三雄(編). 小腸疾患の臨床. 医学書院, pp 176-186, 2004

[19] Matsumoto T, Iida M, Matsui T, et al. Chronic nonspecific multiple ulcers of the small intestine：a proposal of the entity from Japanese gastroenterologists to Western enteroscopists. Gastrointest Endosc 66(Suppl 3)：S99-107, 2007

[20] 梅野淳嗣, 江﨑幹宏, 平野敦士, 他. 非特異性多発性小腸潰瘍症/CEASの臨床像と鑑別診断. 胃と腸 52:1411-1422, 2017

[21] Li SS, He JW, Fu WZ, et al. Clinical, biochemical, and genetic features of Han Chinese families with primary hypertrophic osteoarthropathy, and their therapeutic response to etoricoxib：results from a six-month prospective clinical intervention. J Bone Miner Res 32:1659-1666, 2017

[22] 松本主之, 飯田三雄, 八尾恒良. 腸型Behçet病と単純性潰瘍. 八尾恒良, 飯田三雄(編). 小腸疾患の臨床. 医学書院, pp 169-175, 2004

[23] 松本主之. 腸管Behçet病・単純性潰瘍. 佐々木裕(編). 腸疾患診療の現在. 中山書店, pp 228-231, 2016

[24] Tanida S, Inoue N, Kobayashi K, et al. Adalimumab for the treatment of Japanese patients with intestinal Behçet's disease. Clin Gastroenterol Hepatol 13:940-948, 2015

[25] Hibi T, Hirohata S, Kikuchi H, et al. Infliximab therapy for intestinal, neurological, and vascular involvement in Behcet disease：efficacy, safety, and pharmacokinetics in a multicenter, prospective, open-label, single-arm phase 3 study. Medicine 95:e3863, 2016

[26] Hisamatsu T, Hayashida M. Treatment and outcomes：medical and surgical treatment for intestinal Behçet's disease. Intest Res 15:318-327, 2017

Summary

Diagnosis and Management of Small Hemorrhagic and Non-tumorous Intestinal Diseases : Miscellaneous Diseases

Motohiro Esaki[1], Takehiro Torisu, Junji Umeno, Atsushi Hirano, Yasuharu Okamoto, Yuta Fuyuno, Yuji Maehata[2], Shinichi Kawano[1], Keizo Zeze, Akira Harada, Yoshifumi Hori[3], Minako Fujiwara, Takayuki Matsumoto[4]

We reviewed inflammatory disorders that can cause multiple small intestinal ulcers, including vasculitis syndrome, CEAS (chronic enteropathy associated with *SLCO2A1* gene), and intestinal Behçet's disease. Although endoscopic procedures are crucial for the diagnosis of such diseases, radiographic investigation is more useful than endoscopy for the evaluation of distribution and localization of small bowel mucosal lesions. In addition, radiology offers more information for differential diagnoses compared with endoscopic observations. Endoscopic balloon dilation is useful for the treatment of intestinal strictures of CEAS. However, since many small intestinal ulcers caused by diseases are usually treated by medications such as systemic steroids, immunomodulators, and biologics, interventional endoscopic hemostasis is rarely applied in the management of these conditions.

[1] Department of Medicine and Clinical Science, Graduate School of Medical Sciences, Kyushu University, Fukuoka, Japan
[2] Maehata Clinic, Kagoshima, Japan
[3] Department of Anatomic Pathology, Graduate School of Medical Sciences, Kyushu University, Fukuoka, Japan
[4] Division of Gastroenterology, Department of Internal Medicine, School of Medicine, Iwate Medical University, Morioka, Japan

主题　小肠出血性疾病诊断及治疗最新进展

引起出血的小肠肿瘤性病变的诊断及治疗
——上皮性肿瘤

三井 启吾[1, 2]
田中 周
桥野 史彦
片冈 宏章
梅田 隆满
高木 信介
西本 崇良
大森 顺
秋元 直彦
佐藤 航
米泽 真兴
辰口 笃志
藤森 俊二
岩切 胜彦

张惠晶　译

概述●消化道出血即使不伴有显性出血也应考虑到小肠上皮性肿瘤的可能性。特别是以临床症状为契机对小肠癌进一步精查时，病变的检出较容易，有助于快速诊断及采用合适的治疗方案。腹部－骨盆X线造影及CT检查未见异常时，可行胶囊内镜精查。目前正在加速推动对小肠癌辅助化学疗法有效性的验证。虽然检查方法有了很大的进步，但诊断契机没有变化，仍然是出现临床症状才来院就诊。因此常在诊断时已经为进展期小肠癌，所以早期小肠癌的诊断是目前的一项课题。另外，为了验证诊断和治疗方面的进步，有必要对日本小肠癌患病率及预后等流行病学数据进行收集，这也是今后的一项课题。

关键词　小肠　肿瘤　出血　诊断　治疗

[1] 日本医科大学大学院医学研究科消化器内科学分野
〒113-8603 东京都文京区千駄木1丁目1-5　E-mail：mistui@nms.ac.jp
[2] 日本医科大学多摩永山医院消化器科

前言

消化道出血，无论显性出血或隐性出血，通过上消化道内镜检查（esophagogastroduodenoscopy；EGD）及下消化道内镜检查（colonoscopy；CS）都未发现出血灶，这时从临床体征来说应高度怀疑小肠肿瘤性病变。对于大多数血管性病变，必须在出血后马上进行检查，否则可能检查不出，而小肠肿瘤性病变与血管性病变不同，大多可通过小肠内镜或腹部CT等的图像就能够进行诊断。因此，为改善患者预后，从临床体征到诊断和治疗都应快速采取对策从而进行及时适当的治疗。

另外对于男性和闭经后的女性，一旦出现缺铁性贫血，也同样要考虑到小肠肿瘤的可能性[1]。目前多种多样的小肠影像诊断已经广泛普及了，如果对这些病例不进行小肠检查，而仅给予输血或铁剂治疗进行随访观察，对于患者尤其是小肠恶性肿瘤的患者来说，有可能因为延误诊断而导致不良的预后。但对于所有缺铁性贫血的病例，为了除外影响生命预后的恶性肿瘤，是否应进行小肠检查以及应该进行哪些检查目前还没有定论。

本文将对笔者所在科室行双气囊小肠镜（double balloon endoscopy）诊断的21例小肠癌病例进行探讨，同时以小肠癌为中心对小肠出血性疾病中的小肠上皮性肿瘤的诊断及治疗进行论述。

诊断

1. 症状

临床上需怀疑小肠肿瘤的症状包括：腹痛、肠梗阻、触及肿瘤、贫血、消化道出血等，没有特异的症状。对于通过 EGD 及 CS 未发现出血灶的、原因不明的消化道出血（obscure gastrointestinal bleeding；OGIB）来说，肿瘤性病变中 GIST（gastrointestinal stromal tumor）最多，其次为转移性肿瘤[2]。有报道指出，小肠癌约半数都是以 OGIB 为首要症状而被诊断的[3]。根据笔者所在科室的经验，将小肠癌的背景列于**表 1**，可见以显性出血、贫血等消化道出血为首发症状而就诊的病例占 48%（10/21）。未见伴有低血压的重度急性出血性病例。

2. 血液检查

对小肠癌无特异性的血液检查。初诊时患者的血液检查中有 87%（18/21）的血红蛋白（Hb）浓度低于正常下限值（男性 13.5g/dL，女性 11.5g/dL），笔者认为这是疑诊小肠癌的重要依据。但是出血程度的指标血红蛋白（Hb）和慢性出血的指标平均红细胞压积（mean corpuscular volume）除在 10 例显性出血或有贫血症状（气促、心悸、乏力等）的病例间有差异外，将余下 11 例病例中进行比较未见明显差异（**图 1**）。

肿瘤标志物中，CA19-9 阳性的比例仅 29%（6/21），CEA 阳性的比例仅 24%（5/21），因此肿瘤标志物阳性对于诊断没有帮助，肿瘤标志物正常也不能否定小肠癌的存在。肿瘤标志物阳性的病例中除去 1 例重复癌外，CA19-9 阳性及 CEA 阳性的病例中 Stage Ⅳ期癌所占比例分别为 80%（4/5）和 75%（3/4），可见肿瘤标志物阳性的病例多为高度进展期癌，所以肿瘤标志物无法用来进行早期诊断。

3. 消化道 X 线造影检查

小肠 X 线造影检查中，加压的同时仔细追踪肠袢，可能发现以临床症状而就诊的小肠病变。肠梗阻的情况下需肠道减压时，注入水溶性造影剂，则易于将病变部位显现出来。小肠 X 线造影检查的阅片经验及双重造影等的技术对于病变性质的诊断是十分重要的，需要通过病理活检进行确定诊断的病例可以行小肠内镜检查。

4. 腹部超声检查、腹部 CT 检查、MRI 检查

虽然腹部超声检查敏感度不高，但由于其为非侵袭性检查，加之短时间内就能得到检查结果，并且其对于肿瘤性病变的检出率可达 25% 左右[4]，因此可以积极去尝试这项检查。

大家都熟知的《小肠内镜诊疗指南》中建议将增强 CT 作为 OGIB 的首选检查。笔者所在科室病例中增强 CT 检查阳性的病例占 81%（17/21）。而联合应用盆腹部 X 线增强 CT 和小肠胶囊内镜（small bowel capsule endoscopy，SBCE），可以检出全部的小肠癌，因此对于经 X 线增强 CT 未发现病灶的病例可以行 SBCE 检查，也有助于排除小肠癌的诊断。另外最近的观点指出，特别是在国外，MRI 已被广泛应用于小肠癌的诊断[6, 7]。

5. 小肠内镜检查（SBCE 检查，气囊内镜）

SBCE 对小病变的检出及判定小肠源性的显性出血非常有价值。对于 OGIB，出血后立即行 SBCE 检查能够提高病变的检出率[8]，如果检查不及时有可能检测不出病变，因此希望尽早行 SBCE 检查。但是，对于怀疑有肠道狭窄的病例，有必要先行探路胶囊检查，以明确消化道的通畅性。另外，如果经腹部超声检查、腹部 X 线增强 CT 或消化道 X 线造影等检查已发现狭窄性病变，那么应省略 SBCE 检查进而转为气囊内镜精查。虽然 SBCE 检查对确定双气囊小肠镜的插入路径有价值，但从另一个角度考虑，小肠癌好发于口侧空肠或肛侧回肠[9]，而盆腹部 X 线增强 CT 就可用来大致判断病变位置，因此从医疗经济方面考虑，此时也可以不行 SBCE 检查。每个机构都有不同的影像诊断方法，当经某种影像检查发现小肠病变时，应首先将患者介绍给具备气囊内镜检查条件的机构。

气囊内镜对于小肠肿瘤性病变的检出率非常高[2, 3, 10~12]。笔者所在科室对全部病例都进行了 DBE 检查。内镜下的大体所见以大肠癌的

表 1 本院经 DBE 诊断的 21 例小肠癌病例（肿瘤长径仅限于手术切除病例的病理所见）

病例	性别	年龄（岁）	主诉	血液检查 Hb (g/dL)	血液检查 MCV (fL)	血液检查 Alb (g/dL)	影像学诊断 CT 所见	影像学诊断 SBCE 施行	影像学诊断 病变检出方法	大体分类	病变部位	肿瘤长径 (mm)	T	N	M	转移灶	TNM 分期	组织学类型
1	男	59	出血	12.1	30.3	4.7	—	阳性	SBCE	3 型	空肠	45	2	0	0	—	1	高分化
2	女	59	肠梗阻	11.0	85.2	4.5	阳性	—	CT/ 小肠造影	3 型	空肠	30	4	1	0	—	3A	高分化
3	男	52	出血	11.0	82.4	4.3	阳性	阳性（滞留）	CT/SBCE	2 型	空肠	45	4	2	1	腹膜	4	低分化
4	男	74	出血	10.7	97.7	4.0	阳性	—	CT/ 小肠造影	3 型	空肠	55	4	2	1	肝	4	中分化
5	男	32	贫血 / 腹痛	12.1	84.0	4.1	阳性	—	CT/ 小肠造影	3 型	空肠	115	3	0	0	—	2A	高分化
6	男	39	肠梗阻	10.7	74.9	4.1	阳性	—	CT	3 型	空肠 + 回肠	—	4	2	1	腹膜 / 脾	4	中分化
7	女	74	肠梗阻	12.5	93.6	3.9	阳性	—	CT	2 型	空肠	—	4	2	1	腹膜	4	黏液印戒细胞癌
8	男	83	出血	8.3	92.0	3.6	阳性	—	CT	1 型	空肠	95	4	1	0	—	3A	低分化
9	男	61	出血	10.8	92.3	4.0	—	阳性	SBCE	2 型	空肠	30	3	0	0	—	2A	高分化
10	女	74	出血	10.9	92.4	4.1	—	阳性	SBCE	2 型	空肠	43	4	0	0	—	2B	低分化
11	女	61	术后影像学评估	9.6	75.1	4.0	阳性	—	CT	3 型	空肠	50	3	0	0	—	2A	中分化
12	男	44	肠梗阻	11.0	95.5	3.7	阳性	—	CT	2 型	空肠	—	3	2	1	腹膜	4	高分化
13	女	35	肠梗阻	8.3	85.1	1.2	阳性	—	CT	1 型	空肠	55	3	0	0	—	2A	高分化
14	女	61	肠梗阻	12.4	85.1	3.6	阳性	—	CT	2 型	空肠 + 回肠	19	4	2	0	—	3B	低分化
15	女	80	腹痛	9.0	77.6	2.7	阳性	—	CT	2 型	空肠	—	4	2	1	腹膜 / 肝 / 肺 / 淋巴结	4	中分化
16 [病例 2，图 3]	女	73	贫血	7.3	95.6	2.8	阳性	阳性	CT/SBCE	2 型	空肠	70	3	2	1	淋巴结	4	中分化
17	男	74	呕吐 / 体重减轻	9.8	89.0	3.4	阳性	—	CT	2 型	十二指肠水平部	—	4	2	1	腹膜 / 肺	4	中分化
18	男	74	贫血 / 体重减轻	10.2	83.5	3.5	阳性	—	CT	2 型	十二指肠水平部	—	4	2	1	腹膜	4	黏液腺癌
19	男	69	肿瘤标志物升高	11.5	86.8	2.7	—	阳性	SBCE	0–Ip 型	回肠	12	is	0	0	—	0	高分化
20 [病例 1，图 2]	男	68	贫血	7.4	81.0	3.4	阳性	—	CT	2 型	空肠	66	4	2	0	—	3B	黏液腺癌 / 中分化
21	女	69	肠梗阻	13.7	86.5	4.4	阳性	—	CT	2 型	空肠	18	4	1	0	—	3A	中分化

SBCE::small bowel capsule endosopy，小肠胶囊内镜。

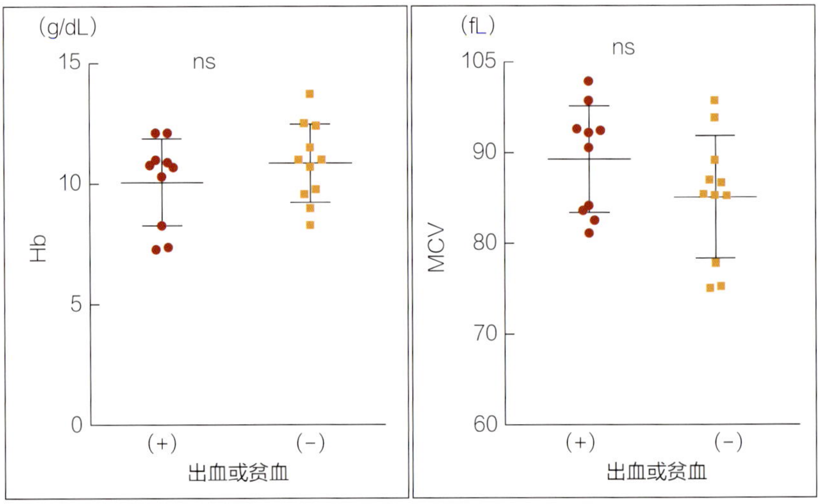

a | b

图1 根据有无贫血症状或消化道出血而划分的两组间比较

a Hb 值。

c MCV 值。

两组的差值均未有统计学意义。

大体所见分型标准进行分类，2 型病变所占比例为 57%（12/21），占半数以上，虽说是溃疡性病变，但却呈现出非狭窄性、管状发育型、环状狭窄型等多种形态[13]。另外，在活检诊断的准确性方面，尤其对于狭窄性病例，如气囊内镜从狭窄同侧方向插入，组织取材可能会很困难；但如从狭窄对侧方向插入，则可能提高活检取材的准确性。以出血为主要体征的小肠癌和其他的小肠癌在大体分型和预后等方面没有明显差异。还有一些病例为小肠转移所引起，在小肠内存在多个病变，因此应尽可能完成全部小肠的观察。

治疗

对于上皮性肿瘤，癌（恶性）自然不必说，腺瘤（良性）也被认为是癌前病变，原则上均需切除。腺瘤也可以在气囊内镜检查过程中通过内镜下黏膜切除术（endoscopic mucosal resection；EMR）进行治疗。对于因大量出血而不能施行手术的全身状态较差的患者，也可以考虑通过介入放射（interventional radiology，IVR）施行栓塞术，但这种方法在小肠癌中很少应用，因其可能导致因肠管坏死而引起的肠穿孔或因肠道缺血引起的肠狭窄等并发症，所以应慎重判断其适应性。通过气囊内镜下取活检组织可以对病变进行病理组织学评估，从而制订下一步治疗方针。对病变附近的黏膜进行染色标记，有助于腹腔镜手术中对病变的识别。

为了提高小肠癌患者的生存率，对于无法施行手术或小肠癌复发的病例，有数据显示了 mFOLFOX6 疗法的安全性和有效性[14]，与此类似的小肠癌化学疗法的数据也在不断累积。国外的一项题为《Phase Ⅲ Trial Investigating the Potential Benefit of Adjuvant Chemotherapy for Small Bowel Adenocarcinoma（BALLAD）》（Clinical Trials.gov. NCT02502370）的临床试验即为单独 R0 手术与辅助化学疗法（LV5FU2 疗法或 FOLFOX 疗法）之间的比较试验。日本的一项试验也是对单独 R0 手术与辅助化学疗法（CAPOX 疗法）之间进行的临床对照试验，该试验题为《关于治愈切除后病理学为 Stage Ⅰ/Ⅱ/Ⅲ的小肠腺癌施行术后化学疗法的随机对照第Ⅲ期试验（JCOG1502C，J-BALLAD）》，目前正在进行第Ⅲ期试验。通过整合病例的登记信息 / 追踪随访 / 结果分析，预期结果将超过 10 年，期待此项结果将来能够成

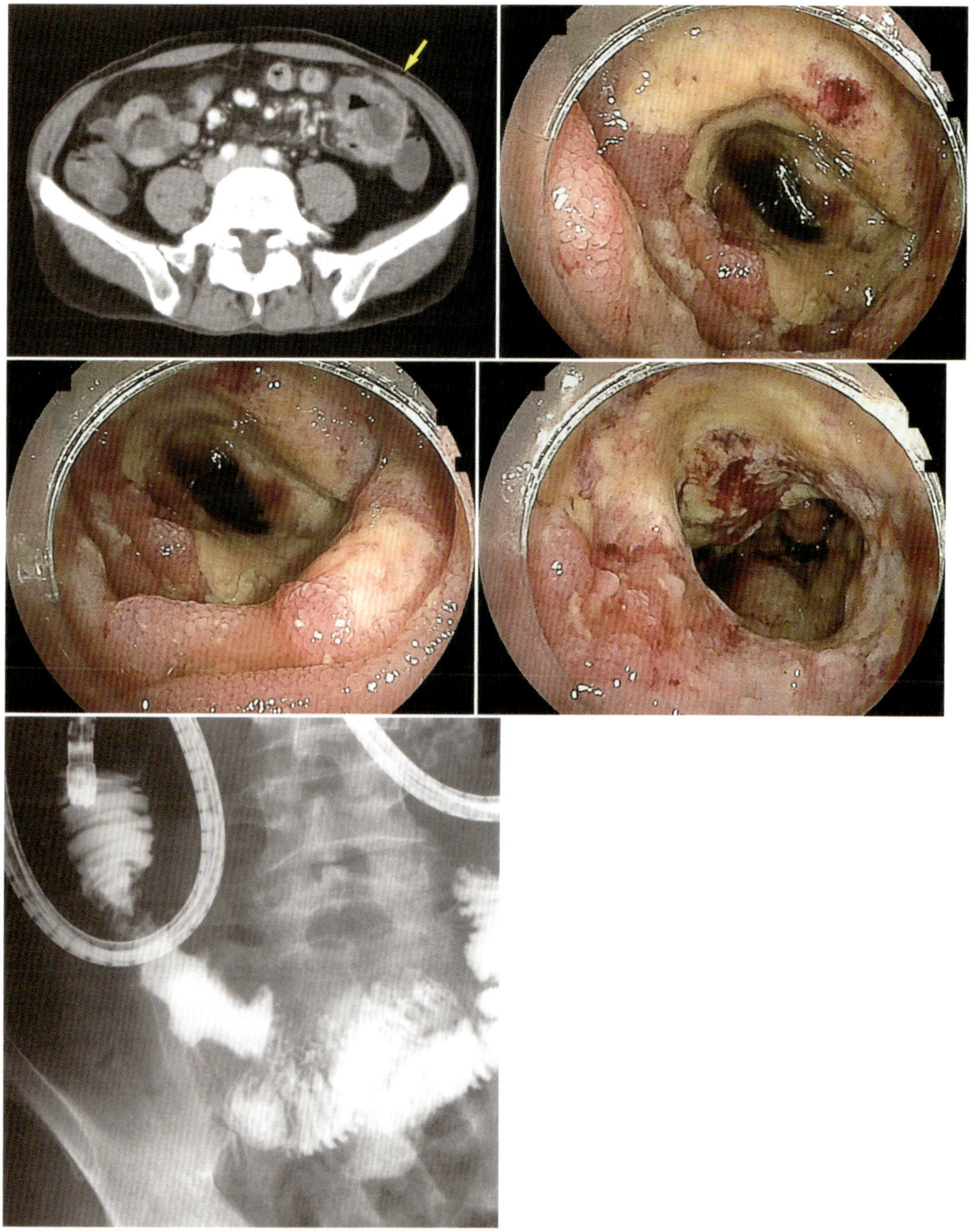

a	b
c	d
e	

图2 **[病例1]**空肠癌（未切除病例）。68岁，男性

a 腹部增强CT图像。可见空肠壁肥厚，并伴有气体及液体潴留。

b DBE图像。伴有溃疡的环周隆起性病变。

c 边缘绒毛发白水肿。

d 病变处易出血，肠腔无狭窄，可观察病变肛门侧。

e DBE下X线造影图像。可见Kerckring皱襞消失，肠腔不规则。

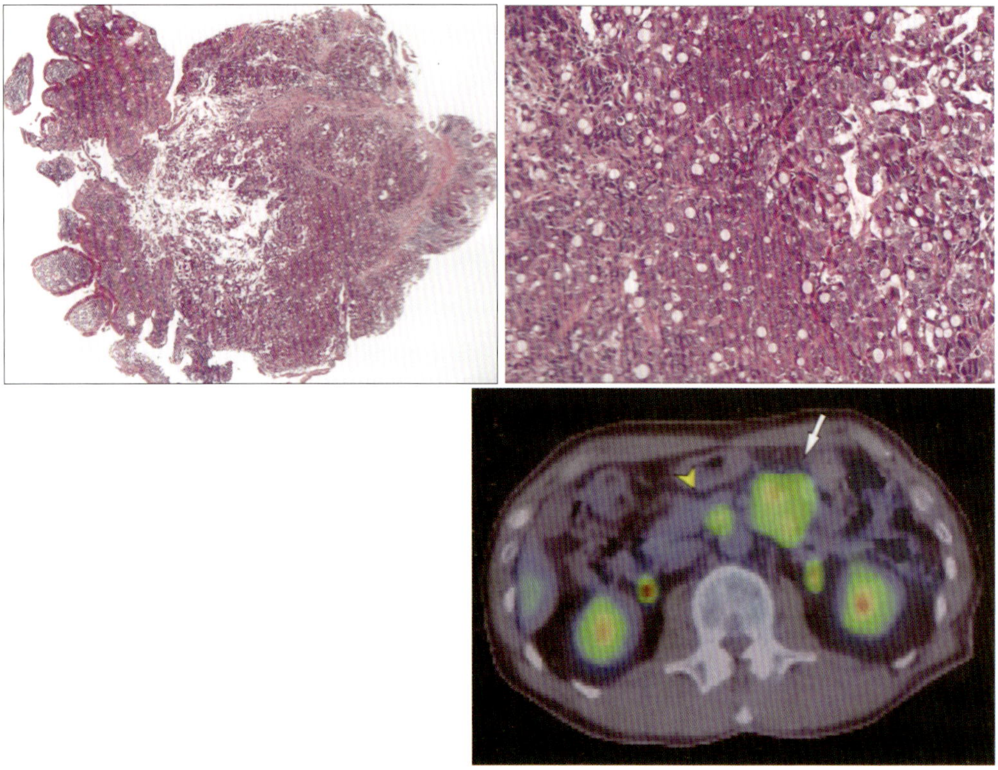

f | g
h

图 2（续）

f，g 活检病理组织学图像。黏膜内可见黏液潴留，同时可见异型细胞的浸润，还可见呈印戒样细胞形态的细胞。

h PET-CT 图像。肠系膜淋巴结（白色箭头）和肠系膜上动脉根部淋巴结（黄色箭头）处 FDG（fluorodeoxyglucose）浓聚。

为辅助化学疗法的宝贵证据，因此建议积极地将合适病例介绍给实施此项试验的机构。

病例

［**病例 1，图 2**］ 空肠癌（未切除病例）。68 岁，男性。

10 个月前的血液检查结果正常，但因自觉气短、心悸就诊于附近医院，行血液检查发现血红蛋白（Hb）降至 7g/dL。无显性出血，行 EGD 及 CE 检查未见异常，而经腹部 CT 检查发现口侧小肠肠壁肥厚，为求明确诊断被介绍到笔者所在医院就诊。

经腹部增强 CT 发现左腹部小肠壁肥厚并伴有轻度强化，可见气体及液体潴留。

DBE 检查中可见覆不均质白苔的环周性溃疡性病变（**图 2b**），边缘不规则肿大，局部可见发白的绒毛（**图 2c**）。病变处不规则隆起，肠腔轻度狭窄（**图 2d**）。

DBE 下 X 线造影所见（**图 2e**）：Kerckring 皱襞消失，可见约 5cm 的不规则肠腔。口侧肠管无扩张。

DBE 活检组织病理所见（**图 2f、g**）：伴有黏液潴留的异型细胞呈团块状浸润性生长，局部伴有印戒样细胞。

PET-CT（positron emission tomography with computed tomography）所见（**图 2h**）：肠系膜及大动脉尤其是肠系膜上动脉根部（黄色箭头）可见肿大的淋巴结。

判断此病例很难进行根治性切除，且无肠梗阻症状，因此于门诊开始给予化学疗法。确诊

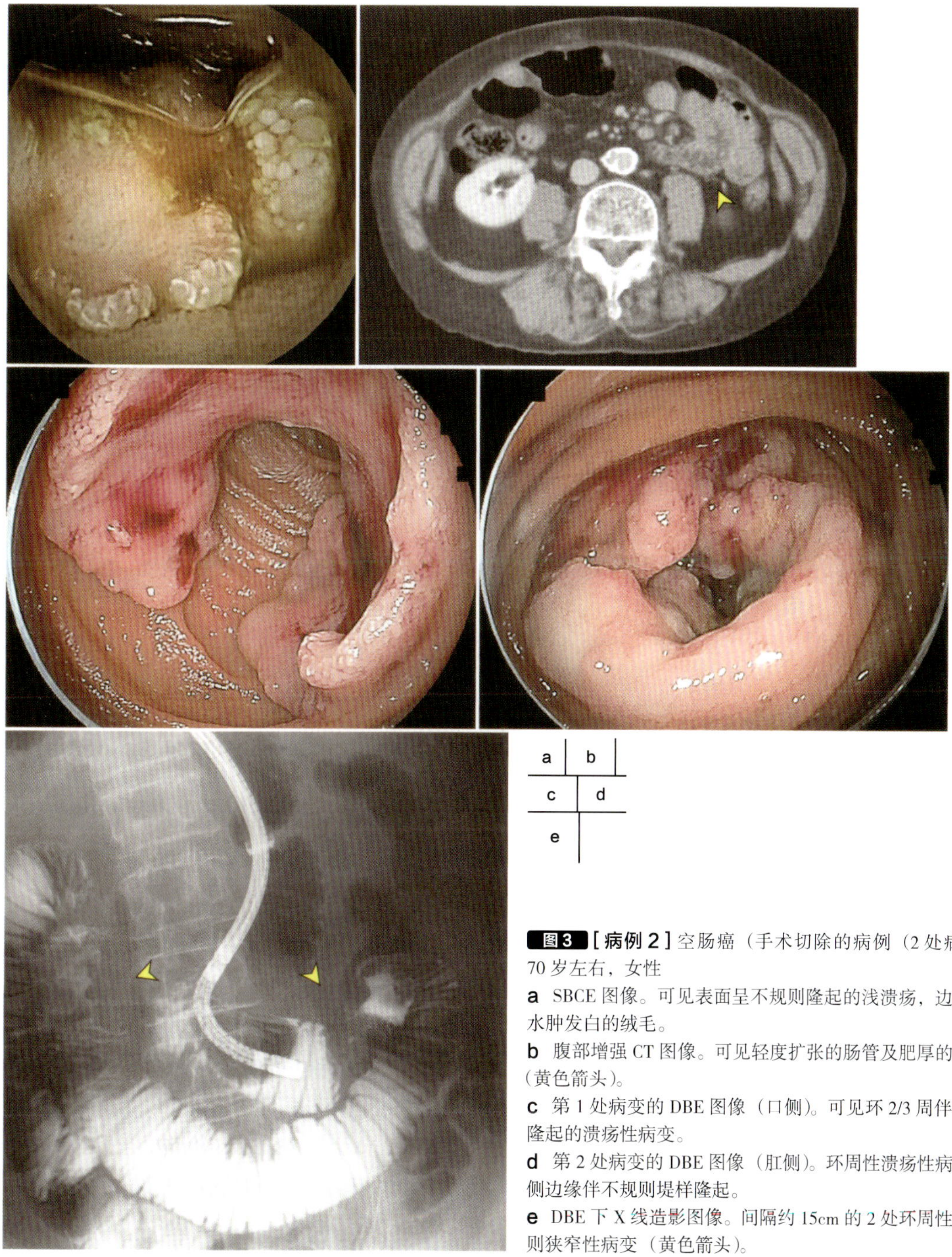

图3［**病例 2**］空肠癌（手术切除的病例（2 处病变））。70 岁左右，女性

a SBCE 图像。可见表面呈不规则隆起的浅溃疡，边缘可见水肿发白的绒毛。

b 腹部增强 CT 图像。可见轻度扩张的肠管及肥厚的空肠壁（黄色箭头）。

c 第 1 处病变的 DBE 图像（口侧）。可见环 2/3 周伴耳廓状隆起的溃疡性病变。

d 第 2 处病变的 DBE 图像（肛侧）。环周性溃疡性病变，口侧边缘伴不规则堤样隆起。

e DBE 下 X 线造影图像。间隔约 15cm 的 2 处环周性的不规则狭窄性病变（黄色箭头）。

9 个月后仍在继续治疗中。

［**病例 2，图 3**］ 空肠癌（手术切除病例（2 处病变））。73 岁，女性。

2 年前开始出现不明原因的贫血，经 EGD 及 CS 检查未见异常而随访观察。由于持续贫血，为行小肠胶囊内镜检查而被介绍到笔者所在医院就诊。既往史，40 岁左右因子宫癌、50 岁左右因直肠癌均行手术切除。20 年前诊断为遗传性非息肉

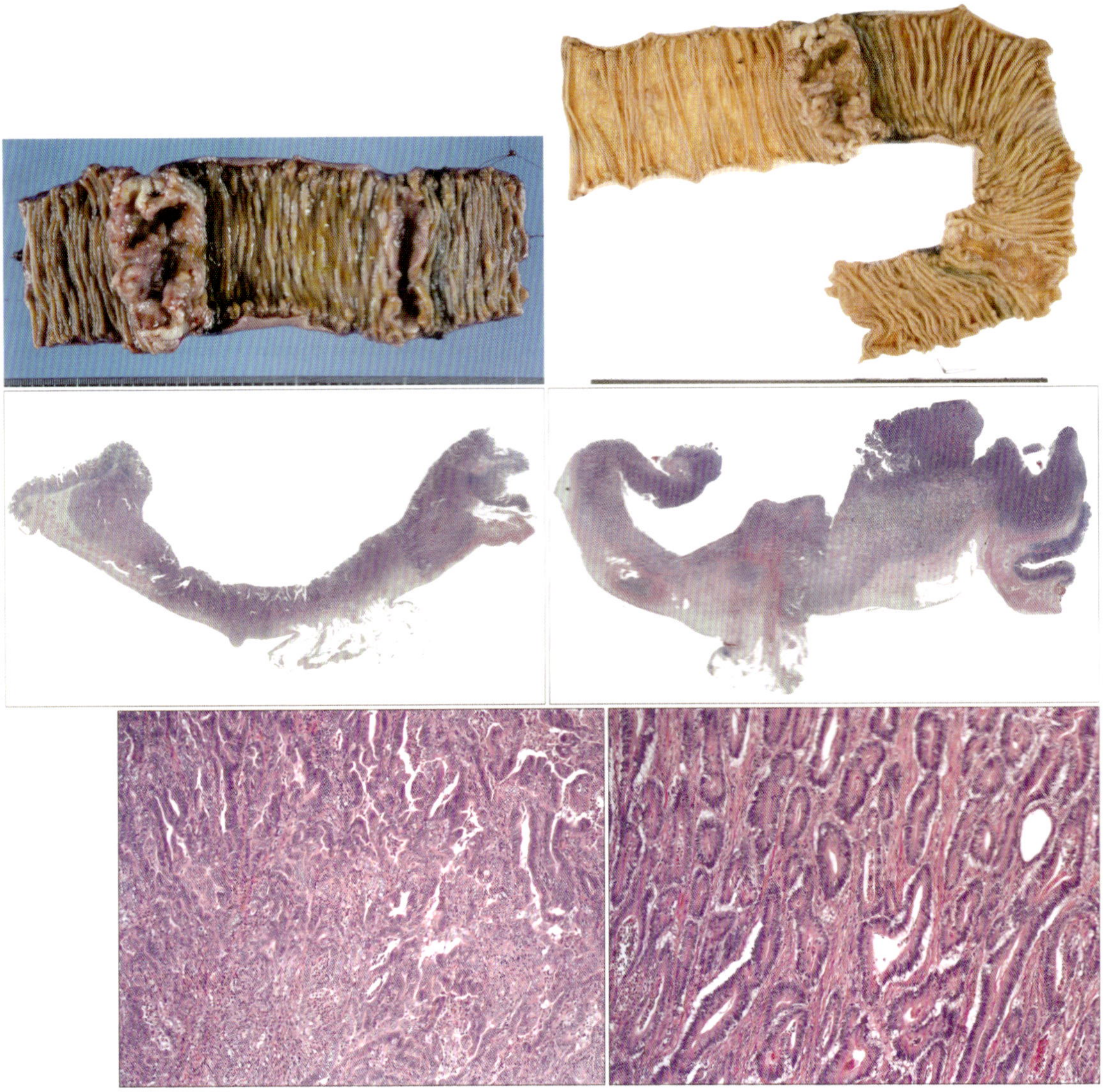

图3（续）

f，g 切除病变的病理图像。2 个 2 型病变，两者之间间隔约 16cm。

h，I 第 1 例病变突破浆膜层（h），第 2 例病变向浆膜下组织浸润（i）。

j，k 均诊断为中分化管状腺癌。

性大肠癌（hereditary non-polyposis colorectal cancer；HNPCC，Lynch 综合征）。家族史方面，父亲患膀胱癌，母亲患胃癌，姐姐患胃癌。

SBCE 所见（**图 3a**）：可见隆起性病变，边缘为肿大发白的绒毛，中央部伴广泛浅溃疡。

腹部增强 CT 所见（**图 3b**）：肠壁肥厚并伴有轻度肠管扩张。

DBE 所见：第一处病变（口侧）为环 2/3 周的伴有耳廓状堤样隆起的局限型溃疡性病变，易出血（**图 3c**），第 2 处病变（肛侧）为环周性的局限型溃疡性病变，边缘伴不规则隆起，易出血（**图 3d**）。

DBE 下 X 线造影所见（**图 3e**）：第 1 处病变和第 2 处病变均为环周性不规则的狭窄性病变

（黄色箭头）。

切除后的病理学所见（**图 3f ~ k**）：第 1 处病变局部突破浆膜层，第 2 处病变也浸润至浆膜下层，均诊断为中分化腺癌。

诊断后经 2 年 7 个月未再复发，于门诊继续化疗中。

结语

本文对小肠出血性上皮性肿瘤进行了概述。

很少因急性出血而行内镜检查、IVR 或紧急手术等，但出现贫血、慢性持续出血或间断显性出血时，应积极怀疑小肠上皮性肿瘤的可能性，以便早期诊断和及时施行根治性手术。到目前为止，发现本病的契机仍然取决于临床症状的出现，所以诊断时大多为进展期癌。为了进行早期诊断，确定本病的易感性是我们今后需要面临的挑战。

虽然在不断地努力制订本病的规范化治疗标准，然而日本缺乏该病的患病率及预后等流行病学资料。由于缺乏可靠的参考数据进行比较，因此无法判断诊断方法和治疗方法的进步是否有助于改善预后。希望能够建立一个有关罕见肿瘤（包括小肠上皮性肿瘤在内）的前瞻性大规模病例登记系统的资料库。

参考文献

[1] Koulaouzidis A, Yung DE, Lam JH, et al. The use of small-bowel capsule endoscopy in iron-deficiency anemia alone ; be aware of the young anemic patient. Scand J Gastroenterol 47:1094-1100, 2012
[2] Mitsui K, Tanaka S, Yamamoto H, et al. Role of double-balloon endoscopy in the diagnosis of small-bowel tumors : the first Japanese multicenter study. Gastrointest Endosc 70:498-504, 2009
[3] Honda W, Ohmiya N, Hirooka Y, et al. Enteroscopic and radiologic diagnoses, treatment, and prognoses of small-bowel tumors. Gastrointest Endosc 76:344-354, 2012
[4] Fukumoto A, Tanaka S, Imagawa H, et al. Usefulness and limitations of transabdominal ultrasonography for detecting small-bowel tumors. Scand J Gastroenterol 44:332-338, 2009
[5] 山本博徳, 緒方晴彦, 松本主之, 他. 小腸内視鏡診療ガイドライン. Gastroenterol Endosc 57:2685-2720, 2015
[6] Masselli G, Polettini E, Casciani E, et al. Small-bowel neoplasms : prospective evaluation of MR enteroclysis. Radiology 251:743-750, 2009
[7] Van Weyenberg SJ, Bouman K, Jacobs MA, et al. Comparison of MR enteroclysis with video capsule endoscopy in the investigation of small-intestinal disease. Abdom Imaging 38:42-51, 2013
[8] Pennazio M, Santucci R, Rondonotti E, et al. Outcome of patients with obscure gastrointestinal bleeding after capsule endoscopy : report of 100 consecutive cases. Gastroenterology 126:643-653, 2004
[9] 八尾恒良, 八尾建史, 真武弘明, 他. 小腸腫瘍—最近5年間(1995～1999)の本邦報告例の集計. 胃と腸 36:871-881, 2001
[10] Yamagami H, Oshitani N, Hosomi S, et al. Usefulness of double-balloon endoscopy in the diagnosis of malignant small-bowel tumors. Clin Gastroenterol Hepatol 6:1202-1205, 2008
[11] Partridge BJ, Tokar JL, Haluszka O, et al. Small bowel cancers diagnosed by device-assisted enteroscopy at a U.S. referral center : a five-year experience. Dig Dis Sci 56:2701-2705, 2011
[12] Lee BI, Choi H, Choi KY, et al. Clinical characteristics of small bowel tumors diagnosed by double-balloon endoscopy : KASID multi-center study. Dig Dis Sci 56:2920-2927, 2011
[13] 渡辺英伸, 岩渕三哉, 岩下明德, 他. 原発性の空・回腸腫瘍の病理肉眼形態と組織像の対比. 胃と腸 16:943-957, 1981
[14] Horimatsu T, Nakayama N, Moriwaki T, et al. A phase II study of 5-fluorouracil/L-leucovorin/oxaliplatin (mFOLFOX6) in Japanese patients with metastatic or unresectable small bowel adenocarcinoma. Int J Clin Oncol 22:905-912, 2017

Summary

The Diagnosis and Treatment for the Small Bowel Epithelial Tumors with Bleeding

Keigo Mitsui[1)2)], Shu Tanaka[1)],
Fumihiko Hashino, Hiroaki Kataoka,
Takamitsu Umeda, Shinsuke Takagi,
Takayoshi Nishimoto, Jun Omori,
Naohiko Akimoto, Wataru Sato,
Masaoki Yonezawa, Atsushi Tatsuguchi,
Shunji Fujimori, Katsuhiko Iwakiri

In case of gastrointestinal bleeding, small bowel epithelial tumors should be suspected even if the patient does not have any symptoms of overt bleeding. When small bowel adenocarcinoma is suspected based on the presence of clinical symptoms, tumor can be detected easily. Hence, early diagnosis should be made, thereby providing optimal treatment. If the findings of the abdominal and pelvic computed tomography with contrast enhancement are negative, small bowel capsule endoscopy is useful for further diagnosis. Recently, the movement to validate the efficacy of adjuvant chemotherapy for small bowel adenocarcinoma is accelerating.

Despite improvement in the diagnostic methods, the trigger for the diagnosis of small bowel adenocarcinoma depends on the initiation of symptoms, as was the case prior to the abovementioned improvement. This means that small bowel adenocarcinoma is often diagnosed at an advanced stage even today. Our task is to establish a method for the early diagnosis of small bowel adenocarcinoma. Furthermore, we need to create a database for epidemiologic data such as the incidence and prognosis of this condition for comparing the benefits of diagnostic and therapeutic innovations.

[1] Department of Gastroenterology, Nippon Medical School, Graduate School of Medicine, Tokyo
[2] Department of Gastroenterology, Nippon Medical School Tama Nagayama Hospital, Tokyo

主题　小肠出血性疾病诊断及治疗最新进展

引起出血的小肠肿瘤性病变的诊断及治疗

——包括血管性病变在内的非上皮性肿瘤

冈 志郎[1]
田中 信治[2]
壶井 章克[1]
大谷 一郎
国原 纱代子
茶山 一彰

张惠晶　译

摘要●小肠非上皮性肿瘤是能够引起出血的疾病，因此最近因不明原因的消化道出血而被早期诊断的病例逐渐增加。由于非上皮性肿瘤表现为黏膜下肿瘤样形态，因此不能仅依靠胶囊内镜和气囊内镜检查，应联合应用以往的X线造影、体外超声、增强CT等其他诊断方法逐步推进检查。内镜下取活检对恶性淋巴瘤有诊断价值，但对黏膜下肿瘤缺乏有用性。小肠非上皮性肿瘤中发生率比较高的为消化道间质瘤或恶性淋巴瘤等非上皮性病变，适合外科切除或化学疗法治疗。而对于静脉性血管瘤（海绵状血管瘤等）的治疗，有报道指出，气囊内镜下聚多酚局部注射法安全简便，可以代替以往的外科切除，期待以后能够得到广泛应用。

关键词　小肠非上皮性肿瘤　出血　胶囊内镜　气囊内镜　聚多酚局部注射

[1] 广岛大学医院消化 / 代谢内科　〒734-8551 广岛市南区霞 1 丁目 2-3
E-mail：oka4683@hiroshima-u.ac.jp
[2] 同　内镜诊疗科

前言

引起出血的小肠疾病主要包括血管性病变、炎症性溃疡性病变及肿瘤性病变。目前随着胶囊内镜（capsule endoscopy，CE）及气囊内镜（balloon endoscopy；BE）的普及，可以对小肠深部疾病进行内镜诊断并选择合适的治疗方法。CE为一项非侵袭性检查且诊断效能较高，因此将其作为不明原因的消化道出血（obscure gastrointestinal bleeding；OGIB）的首选检查方法。而BE虽然为侵袭性检查，但其优势在于不仅可以观察小肠深部，还可以进行病理活检及包括止血在内的内镜治疗。小肠疾病的治疗方法多种多样，其中对于出血性小肠疾病的内镜下治疗随着病例的不断积累，其有效性及安全性也得到了广泛认可[1-3]。

本文以引起出血的小肠非上皮性肿瘤（包含血管性病变）为中心，对其诊断及治疗方法的进步进行概述。

小肠非上皮性肿瘤引起出血的概率

日本关于小肠肿瘤发生率的报道非常少。八尾等[4]的报告指出，小肠肿瘤中良性肿瘤为196例，原发性恶性肿瘤为481例。良性肿瘤中，消化道间质瘤（gastrointestinal stromal tumor；GIST）94例（48.0%），脂肪瘤34例（17.3%），错构瘤20例（10.2%），血管肿瘤19例（9.7%），腺瘤12例（6.1%），淋巴管瘤5例（2.6%），囊肿2例（1.0%），其他10例。恶性肿瘤中，腺癌157例（32.6%），恶性淋巴瘤146例（30.4%），平滑肌肉瘤140例（29.1%），恶性神经源性肿瘤8例

表 1 比较小肠非上皮性肿瘤出血与非出血病例的患者背景及病变位置

项目	合计 n=95	出血 有 n=31	出血 无 n=64	P 值
年龄	63.8 ± 14.6 岁	65.5 ± 16.2 岁	63.0 ± 13.9 岁	*n.s.*
性别（男:女）	52:43	18:13	34:30	*n.s.*
服用抗血栓药	10（10.5%）	7（22.6%）	3（4.7%）	< 0.05
行胶囊内镜检查	61（64.2%）	21（67.7%）	40（62.5%）	*n.s.*
病变位置 *				
小肠上部	60（63.2%）	17（54.8%）	43（67.2%）	*n.s.*
小肠深部	39（41.1%）	14（45.1%）	25（39.1%）	*n.s.*
小肠下部	19（20.0%）	2（6.5）	17（26.6%）	< 0.05

* 有重复多发病变；*n.s.*：不显著。

表 2 各种小肠非上皮性肿瘤的出血情况

病变	合计 n=95	出血 有 n=31	出血 无 n=64	P 值
恶性淋巴瘤	60（63.2%）	8（25.8%）	52（81.3%）	< 0.01
滤泡性淋巴瘤	36（37.9%）	0（0.0%）	36（56.3%）	< 0.01
DLBCL	15（15.8%）	6（19.4%）	9（14.1%）	*n.s.*
MALT	4（4.2%）	1（3.2%）	3（4.7%）	*n.s.*
EATL	3（3.2%）	0（0.0%）	3（4.7%）	*n.s.*
其他	2（2.1%）	1（3.2%）	1（1.6%）	*n.s.*
GIST	8（8.4%）	5（16.1%）	3（4.7%）	*n.s.*
脂肪瘤	9（9.5%）	5（16.1%）	4（6.3%）	*n.s.*
血管瘤	9（9.5%）	8（25.8%）	1（1.6%）	< 0.01
动静脉畸形	2（2.1%）	2（6.5%）	0（0.0%）	*n.s.*
异位胰腺	2（2.1%）	1（3.2%）	1（1.5%）	*n.s.*
其他	5（5.3%）	2（6.5%）	3（4.6%）	*n.s.*

DLBCL：弥漫性大 B 细胞淋巴瘤；MALT：黏膜相关性淋巴组织。
EATL：肠病相关性 T 细胞淋巴瘤；GIST：消化道间质瘤。
n.s.：不显著。

（1.7%），类癌 8 例（1.7%），其他 22 例。如果将平滑肌肉瘤和恶性神经源性肿瘤归为广义的 GIST 中，那么合并后 GIST 占恶性肿瘤的 30.8%，可以看出 GIST 的特征为在小肠非上皮性肿瘤中所占比例高于胃和大肠。另外，以出血为临床症状的小肠肿瘤所占的比例为 16.8%，显性出血的发生率很低[4]。日本多个机构对因 OGIB 行双气囊小肠镜（double balloon endoscopy；DBE）检查而诊断为小肠肿瘤性病变的病例进行分析，发现诊断最多的为 GIST，其次是小肠转移性肿瘤及恶性淋巴瘤[5]。

笔者对 2009 年 11 月至 2017 年 9 月间在所在科室行 DBE 检查诊断为小肠非上皮性肿瘤的 95 例病例根据有无出血进行了分层统计（**表 1，表 2**）。引起出血的病例占总数的 32.6%（31/95）。出血病例中少数为滤泡性淋巴瘤，多数为血管瘤，除此之外没有观察到引起明显出血的病例。另外，同一期间对就诊于笔者所在科室的

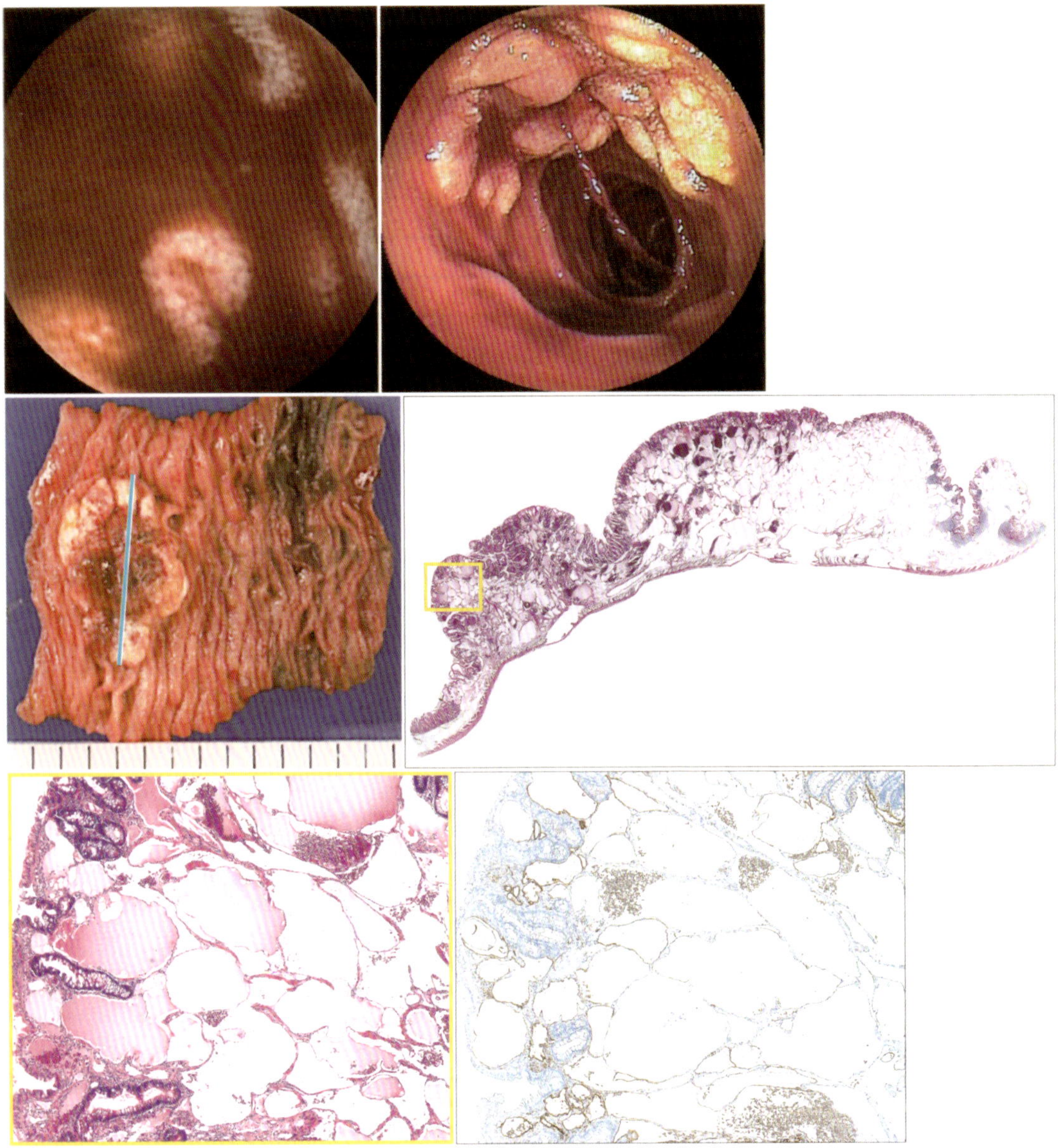

图1 引起出血的回肠海绵状淋巴管瘤 1 例。30 岁左右，男性

a CE 图像。由于持续性出血而紧急行 CE 检查，发现深部回肠存在活动性出血。

b DBE 图像。深部回肠可见呈白色的 SMT 样扁平隆起性病变。表面凹凸不整，中央部稍呈蓝色的病变部位可见出血。施行了回肠部分切除术。

c 切除后的标本。

d 放大图像。c 的蓝线标记处。

e d 的黄框标记处的放大图像（HE 染色）。从黏膜上皮至黏膜固有层可见中型至大型的形态不规则的淋巴管增生。淋巴管内皮细胞未见异型性。

f 病理组织学图像（D2–40 染色）。局部增生管腔由 D2–40 阳性细胞所围绕。

108 例持续显性出血（ongoing overt bleeding）的病例进行分析，其中由非上皮性肿瘤引起的出血仅 3 例（2.7%）：GIST 1 例，海绵状淋巴管瘤 1 例（**图 1**），滤泡性淋巴瘤 1 例，可见非上皮性

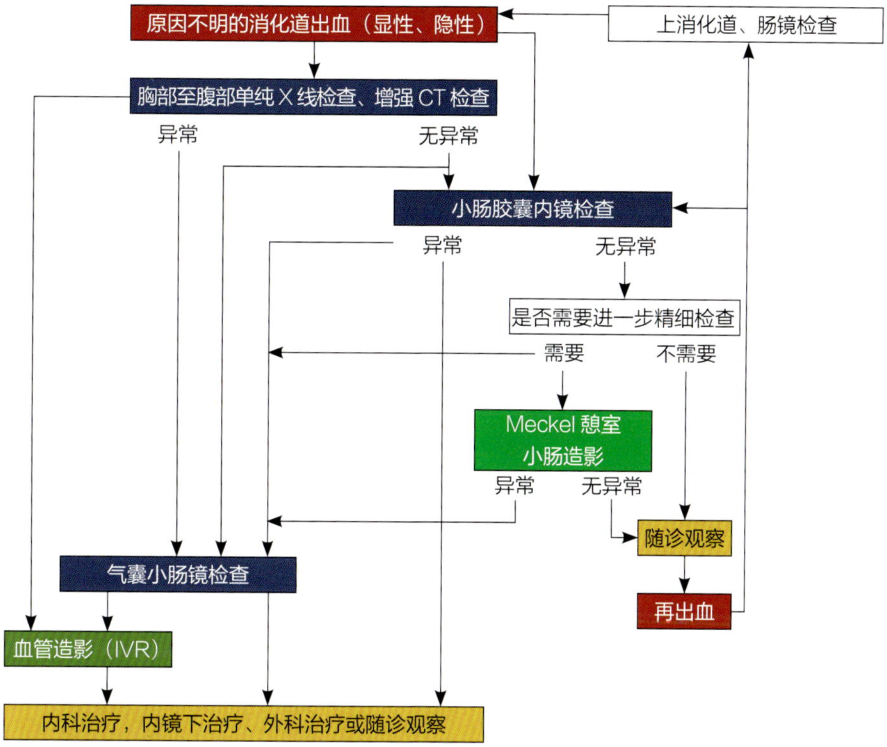

1）没有 CT 设备的情况下，也可以先行胶囊内镜检查，但日后希望完善 CT 检查。
2）注意有一些病变只能靠动态 CT 才能检查出来。
3）在有下列情况，即怀疑克罗恩病、伴有腹痛或腹胀症状、长期服用 NSAIDs、有腹部放疗史或腹部手术史时，应先进行探路胶囊检查以确保消化道的通畅性，然后再进行小肠胶囊内镜检查。另外，对于肠梗阻的患者（包括疑似肠梗阻患者）不要进行胶囊内镜检查，当然也不要进行探路胶囊的消化道通畅性检查。
4）内镜检查实施困难的情况。

Delphi 法评价；中间值 7.5，最低值 6，最高值 9
证据级别 Ⅳ b ~ Ⅴ，推荐程度 C1

图 2 对于 OGIB，小肠内镜诊疗的流程图（JGES）
〔转载自山本博德等，小肠内镜诊疗指南 . Gastroenterol Endosc 57：2685–2720，2015〕

肿瘤引起 ongoing overt bleeding 的概率很低。

小肠非上皮性肿瘤的诊断过程

诊断 OGIB 时，由于小肠出血性病变的可能性很高，因此应积极行小肠内镜检查 [6–8]。2015 年 12 月由日本消化内镜学会发布的《小肠内镜诊疗指南》[9] 中指出，对于 OGIB 患者在腹部增强 CT 检查后应首选非侵袭性的 CE 检查（**图 2**）。目前通过 CE 诊断的小肠肿瘤的相关性报道还很少见。根据欧洲的一项多机构试验（12 家机构 5129 例 CE）数据来看，GIST 最多（32.1%），该报道还指出，CE 的诊断效能高于小肠 X 线造影及腹部 CT 等其他检查方法 [10]。

表 3 引起出血的主要的小肠非上皮性肿瘤

脉管性病变
血管瘤
淋巴管瘤
化脓性肉芽肿
脂肪瘤炎性纤维性息肉浆细胞瘤
GIST
神经源性肿瘤
异位胰腺
恶性淋巴瘤
滤泡性淋巴瘤
MALT 淋巴瘤
弥漫性大细胞性 B 细胞性淋巴瘤
外套细胞淋巴瘤
T 细胞性淋巴瘤、其他
恶性黑色素瘤
转移性肿瘤
其他

GIST：消化道间质瘤；MATL：黏膜相关淋巴组织。

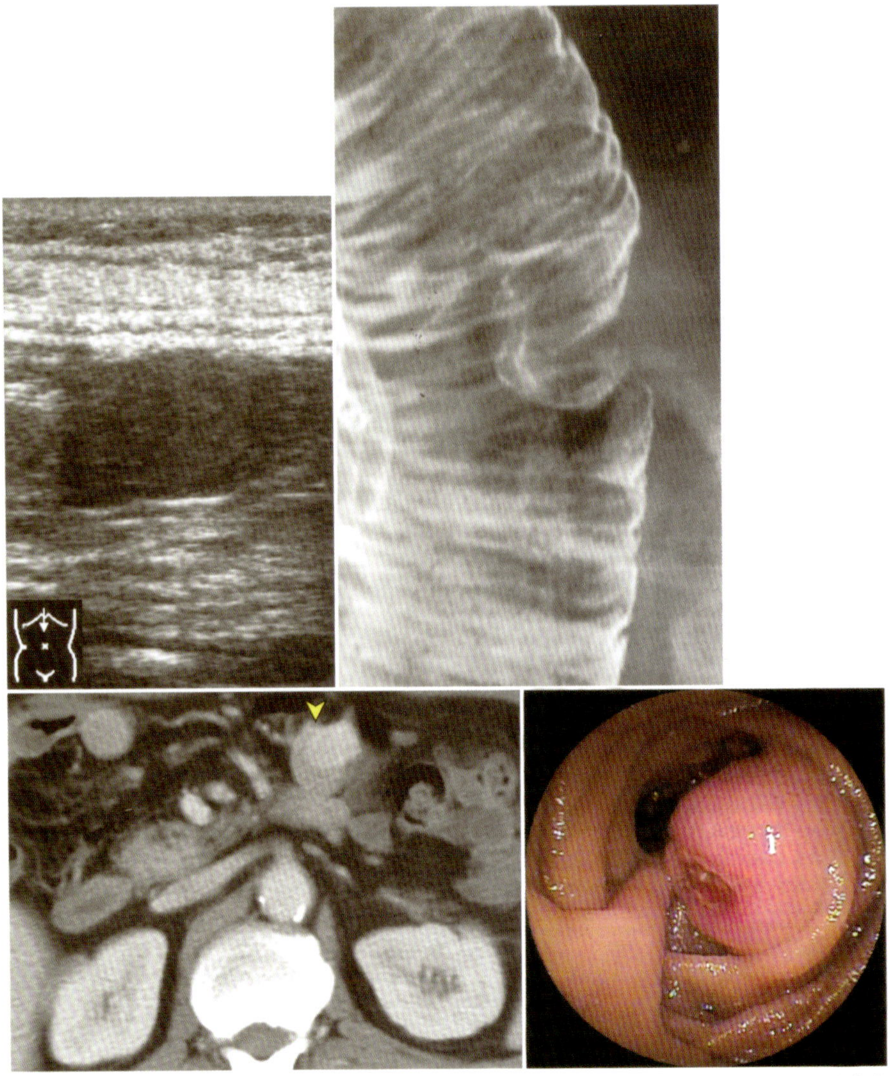

图3 体外超声检查发现的空肠 GIST 1 例。60 岁左右，男性。因 overt OGIB 为明确诊断而就诊于笔者所在医院，最先进行了体外超声检查，结果发现了病变

a 体外超声图像（7.5MHz，线性图像）。上部空肠可见低回声的肿瘤。

b X 线造影图像。可见一表面光滑、顶端略凹陷的 SMT 图像。

c 腹部增强 CT 图像。可见一内部均匀强化的 15mm 大小的肿瘤（箭头）。

d DBE 图像。可见一色泽正常或稍发红的 SMT，顶端凹陷。

可以引起出血的小肠非上皮性肿瘤如**表 3** 所示。对于 GIST，由于其主体为表面被覆正常黏膜的黏膜下肿瘤，因此在诊断时应该注意：CE 为在不输送空气的生理学条件下进行的检查，由于肠管收缩和皱襞的存在，所以可能导致图像不连续、视野观察比较被动等[11-13]。尤其是对于顶端无溃疡的 GIST，很难与正常的壁外压迫图像相鉴别，即便 GIST 顶部伴有溃疡，CE 也常拍摄不到溃疡图像。CE 阅片怀疑 SMT 时参考以下所见[14]：病变口侧肠管扩张或食物贮留，

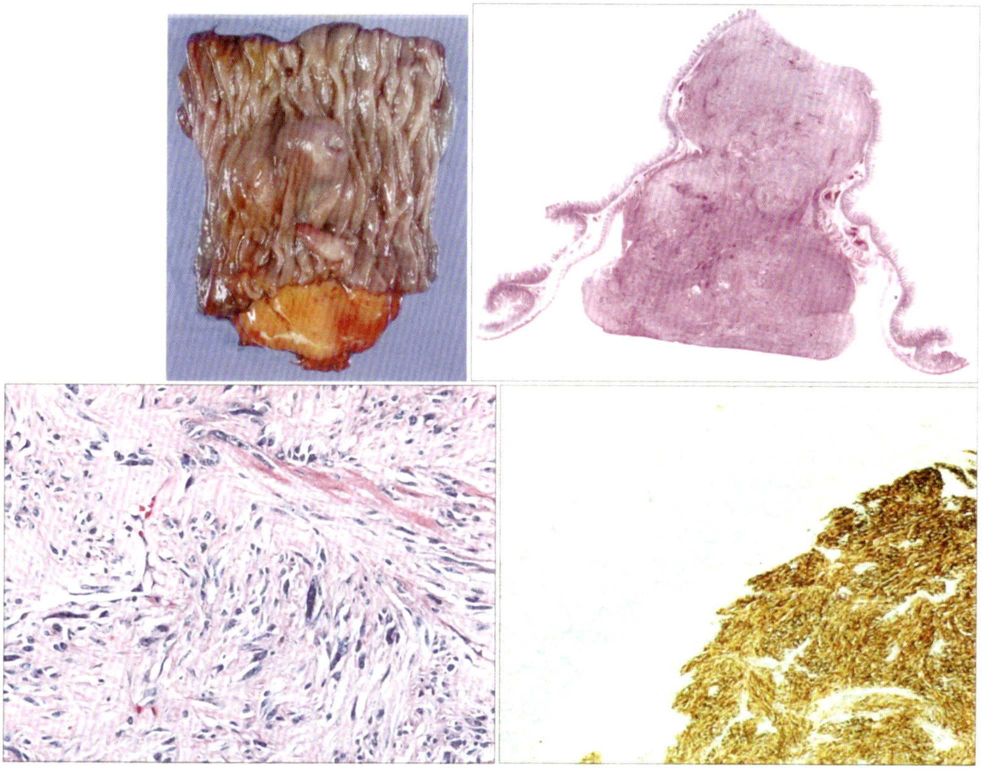

e f
g h

图3（续）

e 切除后的标本。施行了腹腔镜辅助下空肠部分切除术。管腔内可见一向内突出的 15mm 大小的 SMT。

f 放大图像。

g 病理组织学图像（HE 染色）。可见纺锤状细胞呈片状或囊泡状增生。基本未见核分裂象。

h c-kit 免疫组化染色图像。呈强阳性。

胶囊通过延时（regional transit abnormality）15min 以上，这些所见对 SMT 有诊断价值。无论如何，疑似 GIST 时包括与壁外形肿物进行鉴别时，从目前来看仅凭 CE 检查是不够的，应结合体外超声或腹部 CT 等检查结果进行综合诊断（**图 3**）。

关于 BE 插入的路径，ongoing overt bleeding 时由于无法进行前期准备，因此首选经口途径[8, 9]。而在病变部位不确定而需要尝试观察全部小肠时，通常优先选择对患者负担较小的经肛途径，在最终到达处注入墨汁便于日后行经口途径的检查。对于内镜下的诊断，要结合病变的色调、表面形状（隆起性还是凹陷性）、病变有无活动度、单发还是多发等方面进行综合判断[15]。对恶性淋巴瘤进行诊断时，有报道指出，其大体分型与病理组织学分型相关[16]，而内镜下取活检则有助于其与癌或 GIST 进行鉴别。另外，对于 SMT 病理活检缺乏有效性，但可以用活检钳压迫肿瘤以判断其有活动性，从而为诊断提供参考。对于顶部伴有溃疡的病变，必须注意与病理活检相关的出血风险。对血管瘤等的血管系肿瘤禁止行病理活检。鉴别诊断时，可以使用小直径探头在 BE 下进行超声内镜检查（endoscopic ultrasonography）[17]。目前，小肠肿瘤的术前诊断已经非常准确了，即使是诊断非上皮性肿瘤，也很少出现开腹探查的情况。

表 4 不同类型小肠非上皮性肿瘤的治疗（广岛大学病院内镜诊疗科 2009 年 11 月至 2017 年 9 月）

病变	合计 $n=95$	随访观察 $n=95$	治疗方法 内镜治疗 $n=10$	化学疗法 $n=21$	外科切除 $n=26$
恶性淋巴瘤	60	25（41.7%）		21（35.0%）	14（23.3%）
滤泡性淋巴瘤	36	23（63.9%）		10（27.8%）	3（8.3%）
DLBCL	15			8（53.3%）	7（47.6%）
MALT	4	1（25%）		2（50.0%）	1（25.0%）
EATL	3	1（33%）			2（66.6%）
其他	2			1（50.0%）	1（50.0%）
GIST	8	1（12.5%）			7（87.5%）
脂肪瘤	9	9（100.0%）			
血管瘤	9		9（100.0%）		
动静脉畸形	2		1（50.0%）		1（50.0%）
异位胰腺	2				2（100.0%）
其他	5	3（60.0%）			2（40.0%）

DLBCL：弥漫性大 B 细胞淋巴瘤；MALT：黏膜相关性淋巴组织。
EATL：肠病相关性 T 细胞淋巴瘤；GIST：消化道间质瘤。

对于小肠非上皮性肿瘤的治疗

出血性小肠病变以往都需要开腹手术治疗，目前大多可以经 BE 进行内镜下止血治疗，其中多数为 telangiectasia（毛细血管扩张症）等的血管性病变。而大部分以 GIST 为代表的小肠非上皮性肿瘤，则适宜外科切除或化学疗法。对于肿瘤表面溃疡引起的出血，可以在 BE 下局部注射高张肾上腺素钠溶液或聚多酚进行暂时性止血。也有大的脂肪瘤等良性肿瘤的机械刺激导致溃疡而引起出血的病例，这时适于行内镜下切除术（息肉切除术等）[3]。

笔者所在科室对小肠非上皮性肿瘤的治疗方法如**表 4** 所示。随访观察 38 例（40.0%），外科切除 26 例（27.3%），化学疗法 21 例（22.1%），内镜治疗 10 例（10.5%）。内镜治疗的病例中，对脂肪瘤施行了息肉切除术，对血管瘤施行了聚多酚局部注射术，对动静脉畸形施行了止血夹夹闭及聚多酚局部注射术。内镜治疗后未再出血。

聚多酚局部注射疗法对小肠血管瘤的有效性

单发性或合并蓝色橡胶泡痣综合征（blue rubber bleb nevus syndrome；BRBNS）的小肠血管瘤可引起消化道出血，以前治疗上主要采取肠管切除术[18]。近年来，随着 BE 的普及，息肉切除术或内镜下黏膜切除术及止血术等治疗方法的有效性被广泛报道[19]。笔者也对 BE 下局部注射聚多酚治疗包含 BRBNS 在内的小肠血管瘤的有效性进行了报道（**图 4**）[20，21]。

聚多酚的止血机制为：早期通过间质水肿对血管造成压迫及在小血管内形成血栓而止血，后期通过基于血管内膜炎形成的血栓而止血[22，23]。为了造成间质水肿达到压迫止血的作用，即使出血点不确定时，向病灶周围进行局部注射也可能止血，其优点为不会引起穿孔[24，25]。即使对于小肠深部出血点不明确的渗血或静脉性血管瘤（海绵状血管瘤），笔者也首选聚多酚局部注射疗

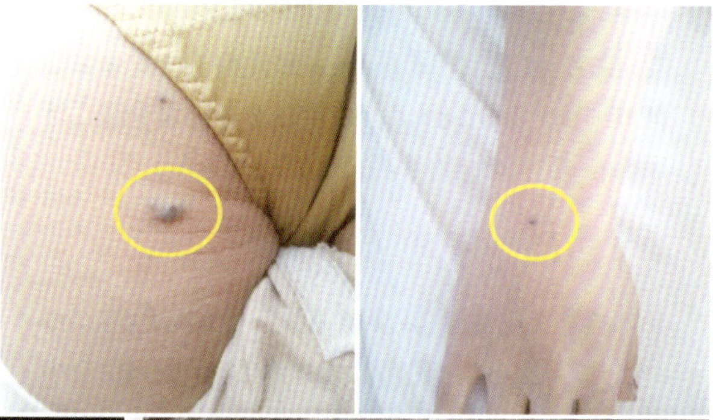

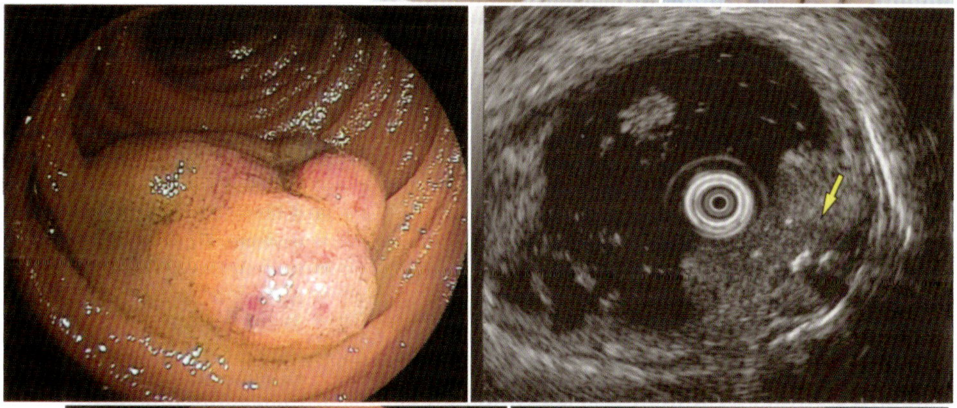

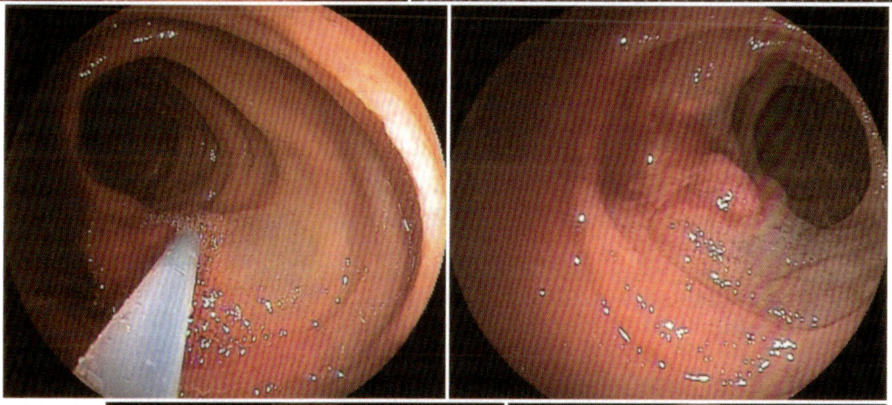

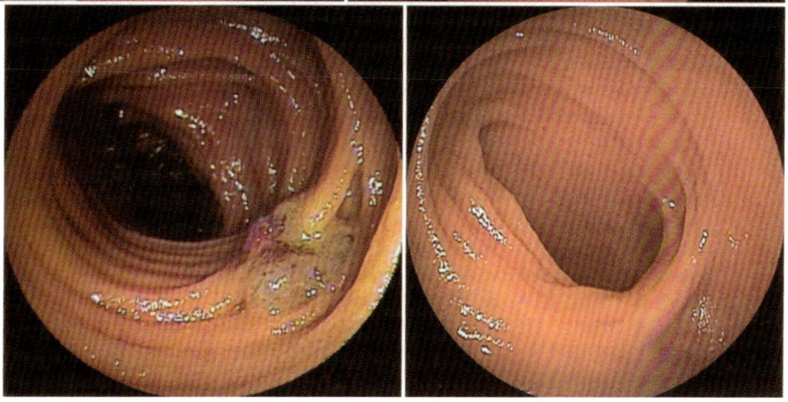

图4 1 例经聚多酚局部注射治疗的 BRBNS。30 岁左右，女性

a，b 身体所见。左侧臀部及右侧前腕处可见血管瘤。

c DBE 图像。小肠深部可见一广基的凹凸不平的血管瘤，最大直径约 30mm。小肠内其他部位尚可见 11 处血管瘤。

d EUS 图像。第 2～第 3 层为主可见低回声病变，局部伴有钙化（黄色箭头）。

e DBE 图像。对同一病变局部注射了 4mL 聚多酚。

f 局部注射聚多酚后的 DBE 图像。对于其他病变，也同样进行了聚多酚局部注射疗法。

g 初次治疗 3 个月后的 DBE 图像。可见血管瘤已经缩小，局部追加注射了 2mL 聚多酚。

h 初次治疗约 1 年后的 DBE 图像。血管瘤完全消失，并形成瘢痕。

法进行止血。

实际操作中笔者同治疗食道静脉瘤一样都使用1%的聚多酚，使用小肠专用的25G注射针按每5mm肿瘤直径对应1ml聚多酚的比例，在病变处直接注入[21]。聚多酚局部注射的优点为：1次的注射量仅为1～2mL，这样比较容易控制局部注射量，即使大量注射（最大安全剂量约为10mL）也很少能引起穿孔，局部注射速度也不需要像注射纯乙醇那样缓慢，疗效上虽然没有纯乙醇那样立竿见影，但也有报道指出，大概1次处置就可能达到止血的目的[26]。另外，由于小肠壁较薄，因此要切实地将聚多酚注射到肠壁内以免漏入腹腔。如上所述，聚多酚局部注射疗法是一项安全且简便的技术，可以作为包含BRBNS在内的血管瘤的首选止血治疗方法。

结语

本文对小肠非上皮性肿瘤的诊断和治疗现状进行了概述。对OGIB患者来说，随着以CE及BE为中心的诊断流程和检查技术的普及，关于小肠疾病的内镜诊断学也在逐步确立。对非上皮性肿瘤进行诊断时，由于其多呈现为SMT样形态，因此不要仅仅拘泥于内镜检查，要将以往的X线造影检查、体外超声检查、增强CT等其他检查手段组合应用，从而做出综合性的诊断。治疗上，经BE聚多酚局部注射疗法对于血管瘤的临床应用被寄予厚望。另外，关于其他非上皮性肿瘤的手术适应证或内镜治疗适应证等，希望通过多家机构积累大量的病例资料，从而制订新的治疗方针。

参考文献

[1] 眞部紀明, 田中信治, 福本晃, 他. ダブルバルーン内視鏡を用いた小腸腫瘍性疾患の診断と治療. 胃と腸　41:1619-1628, 2006

[2] Ohmiya N, Yano T, Yamamoto H, et al. Diagnosis and treatment of obscure GI bleeding at double balloon endoscopy. Gastrointest Endosc　66: S72-S77, 2007

[3] 岡志郎, 田中信治, 宍戸孝好, 他. 内視鏡による小腸の治療的アプローチ. Intestine　13:461-470, 2009

[4] 八尾恒良, 八尾建史, 真武弘明, 他. 小腸腫瘍—最近5年間(1995～1999)の本邦報告例の集計. 胃と腸　36:871-881, 2001

[5] Mitsui K, Tanaka S, Yamamoto H, et al. Role of double-balloon endoscopy in the diagnosis of small-bowel tumors: the first Japanese multicenter study. Gastrointest Endosc　70:498-504, 2009

[6] Manabe N, Tanaka S, Fukumoto A, et al. Double-balloon enteroscopy in patients with GI bleeding of obscure origin. Gastrointest Endosc　64:135-140, 2006

[7] Jacobs MA, Mulder CJ. Double balloon endoscopy in GI hemorrhage. Gastrointest Endosc　66: S60-S62, 2007

[8] 岡志郎, 田中信治, 宍戸孝好, 他. 出血性小腸疾患に対する診断・治療の進め方. 胃と腸　45:312-320, 2010

[9] 山本博徳, 緒方晴彦, 松本主之, 他. 小腸内視鏡診療ガイドライン. Gastroenterol Endosc　57:2685-2720, 2015

[10] Rondonotti E, Pennazio M, Toth E, et al. Small-bowel neoplasms in patients undergoing video capsule endoscopy: a multicenter European study. Endoscopy　40:488-495, 2008

[11] 小林望, 吉竹直人, 平原美孝, 他. カプセル内視鏡による小腸腫瘍の診断. 消内視鏡　22:337-343, 2010

[12] 藤森俊二, 高橋陽子, 江原彰仁, 他. 小腸内視鏡—診断能向上に向けて: カプセル内視鏡の判定困難例に対する対応—腸管圧排と区別困難な粘膜下腫瘍に対する対応. Intestine　14:293-296, 2010

[13] 岡志郎, 田中信治, 野田育江, 他. 小腸悪性腫瘍—GIST. Intestine　15:143-150, 2011

[14] Tang SJ, Zanati S, Dubcenco E, et al. Capsule endoscopy regional transit abnormality: a sign of underlying small bowel pathology. Gastrointest Endosc　58:598-602, 2003

[15] 岡志郎, 田中信治. 消化管癌診断—ダブルバルーン内視鏡(DBE)による小腸腫瘍の診断. 医のあゆみ　230:873-878, 2009

[16] 中村昌太郎, 松本主之, 池上幸治, 他. 空・回腸悪性リンパ腫168例の臨床病理学的特徴—X線・内視鏡所見を中心に. 胃と腸　48:1461-1473, 2013

[17] Oka S, Tanaka S, Fukumoto A, et al. Endoscopic ultrasonography with double balloon enteroscopy for small bowel diseases. Techniques in Gastrointestinal Endoscopy　10:113-118, 2008

[18] Fishman SJ, Smithers CJ, Folkman J, et al. Surgical eradication of gastrointestinal bleeding. Ann Surg 241:523-528, 2005

[19] 佐野村洋次, 田中信治, 岡志郎, 他. Blue rubber bleb nevus syndrome. 胃と腸　52:828-830, 2017

[20] Igawa A, Oka S, Tanaka S, et al. Major predictors and management of small-bowel angioectasia. BMC Gastroenterol 15:108, 2015

[21] Igawa A, Oka S, Tanaka S, et al. Polidocanol injection therapy for small-bowel hemangioma by using double-balloon endoscopy. Gastrointest Endosc　84:163-167, 2016

[22] 岡野均, 西田博, 今村正之, 他. 上部消化管出血に対する内視鏡的エトキシスクレロール局注法の基礎的検討および臨床的応用について. Gastroenterol Endosc　28:1233-1236, 1986

[23] 成宮徳親, 佐藤博光, 常喜真理, 他. 出血性急性胃潰瘍に対するエトキシスクレロール・エタノール局注止血法(AS-E法)の検討—止血効果および潰瘍の治癒経過について—. Gastroenterol Endosc　34:1032-1038, 1992

[24] 成宮徳親, 武内力, 井上冬彦, 他. エトキシスクレロール・エタノール併用局注止血法について—破綻血管走行からの一考察. 消内視鏡　2:669-675, 1990

[25] 武内力, 成宮徳親, 常喜真理, 他. Aetheoxysklerol局注法の胃壁とくに粘膜下層血管網に及ぼす効果についての実験的検討—内視鏡的局注止血法に関する一考察. Gastroenterol Endosc　33:695-704, 1991

[26] 岡志郎, 田中信治. 止血術—AS局注法. 胃と腸　40:688-690, 2005

Summary

Diagnostic and Therapeutic Algorithm of Small-bowel Non-epithelial Tumor with Bleeding

Shiro Oka[1], Shinji Tanaka[2],
Akiyoshi Tsuboi[1], Ichiro Otani,
Sayoko Kunihara, Kazuaki Chayama

We describe a diagnostic and therapeutic algorithm of a small-bowel non-epithelial tumor with bleeding. CE (capsule endoscopy) and BE (balloon endoscopy) are indispensable for the diagnosis of these tumors. The recognition of bleeding types to select appropriate modalities for the diagnosis of hemorrhagic lesions in the small bowel is imperative. Although CE is the first-line noninvasive modality for patients with obscure gastrointestinal bleeding, it is sometimes difficult to diagnose submucosal tumors, including GIST. In contrast, BE should be proactively performed in patients with inconclusive CE findings. The efficacy and safety of endoscopic treatment using BE for hemorrhagic non-epithelial tumors in the small bowel have been widely recognized. PDI (polidocanol injection) under BE is an easy, safe, and effective treatment method for small-bowel hemangiomas. We believe that PDI should be considered as the standard treatment alternative to surgery for small-bowel hemangiomas.

---

[1] Department of Gastroenterology and Metabolism, Hiroshima University Hospital, Hiroshima, Japan
[2] Department of Endoscopy, Hiroshima University Hospital, Hiroshima, Japan

主题研究　小肠出血性疾病诊断及治疗最新进展

共聚焦激光内镜对小肠血管性病变的在体显微观察

镰野 俊彰[1]
吉田 大
寺田 刚
尾崎 隼人
堀口 德之
大森 崇史
前田 晃平
城代 康贵
生野 浩和
小村 成臣
大久保 正明
田原 智满
长坂 光夫
中川 义仁
柴田 知行
大宫 直木

张惠晶　译

摘要●共聚焦激光内镜是一种可以对活体组织进行细胞水平观察的显微内镜。目前探头式共聚焦激光内镜已经问世。笔者在双气囊小肠镜下利用探头式共聚焦激光内镜对小肠血管性病变进行了观察。本文主要将以此为中心进行概述。

关键词　共聚焦激光内镜　双气囊小肠镜　小肠血管性病变

[1] 藤田保健卫生大学消化内科　〒470-1192 丰明市沓掛町田乐之窪 1-98
E-mail：tkamano@fujita-hu.ac.jp

前言

在消化道疾病诊疗方面，胶囊内镜、双气囊小肠内镜（double balloon endoscopy；DBE）的问世，实现了对小肠的内镜检查。随着小肠领域内镜诊断和内镜治疗技术的进步，小肠疾病在诊疗方面也得到了显著发展。在这些新型技术中，共聚焦激光内镜（confocal laser endomicroscopy；CLE）即为其中一。目前可以使用探头型 CLE（probe based confocal laser endomicroscopy；pCLE）对消化道黏膜进行在体细胞水平的观察，因此能够获得实时病理组织学诊断。现在能够使用的 pCLE 为 Cellvizio™（Mauna Kea Technologies 公司制造），该产品在日本已获得监管部门批准，但未获得保险批准（时间点为 2018 年 4 月）。本文就 pCLE 用于小肠血管性病变的概况进行论述。

探头型共聚焦激光内镜（pCLE）

CLE 是一种利用荧光造影剂对在体组织细胞进行实时观察的显微内镜。生物体内的自身荧

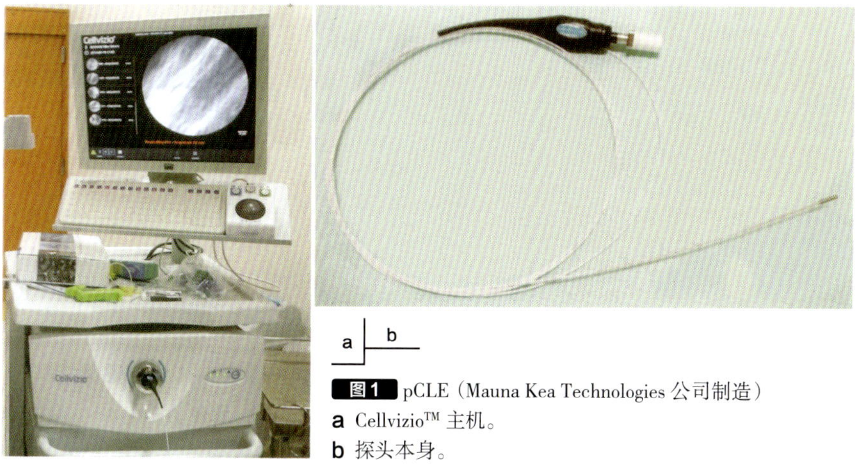

图 1 pCLE（Mauna Kea Technologies 公司制造）
a Cellvizio™ 主机。
b 探头本身。

光或投与到生物体内荧光造影剂所发出的荧光色素受氩激光激发后所产生的激发光投射到细径的共聚焦装置，可描绘出可供清晰观察的细胞水平组织图像。

现在可以将 pCLE 探头通过内镜活检孔道插入并抵到活体组织上进行观察。pCLE 的主机和实际应用的探头如**图 1** 所示。用于消化道的探头分为两种，一种为用于上消化道的长 3m 的 Gastroflex™ UHD，另一种为用于大肠的长 4m 的 Coroflex™ UHD，两种探头都需要 2.8mm 以上口径的活检孔道才能插入，对于 DBE 来说两种探头都可以使用。

使用 pCLE 具有下列优点和特征：①能够实时获得组织学图像而不需要等待病理组织标本检查；②可以获得生物体内的活组织图像（尤其是血管和淋巴管）；③能够获得距表面 50 ~ 100μm 深的组织图像；④可以用于不能进行病理活检或需减少活检次数的易出血病变或有出血倾向患者的检查；⑤静脉注射荧光造影剂后，还可以通过观察造影剂随时间扩散的情况进行机能学方面的探讨；⑥通过使用荧光标识抗体可进行分子影像学方面的研究。

pCLE 图像的特征为可以获得生物体内的活组织图像，还可以用来对血管和淋巴管进行评价，同时也能用来确认血管通透性等方面的机能学特征。通常的病理组织学图像是垂直于肠壁方向的断面图像，而通过 pCLE 可以获得平行于肠壁方向的断面图像。

在消化道领域需要使用的荧光造影剂多为在眼科用于眼底血管造影的荧光素注射液（荧石，静脉注射用 500mg）。在日本由于荧光素的使用仅在眼科领域获得了保险批准，因此对于 pCLE 用荧光素，必须得到所在医院伦理委员会的批准，然后患者签署知情同意书后方可使用。笔者所在医院使用时给予 2.5 ~ 5mL(250 ~ 500mg) 静脉注射。经静脉给予的荧光素进入人体组织后，血管首先显影，然后移行到间质及上皮，可以观察到随时间发生的变化。Nonaka 等[1] 报道指出，在胃黏膜表面滴入极少量的荧光素就可以获得与经静脉给予途径同样的 pCLE 图像，因此说明直接滴入胃黏膜的荧光素也是有效果的。

消化道 pCLE 的诊断分类依据 2011 年报道的 Miami 分类法[2]。这种分类中分别列出了食道、胃、十二指肠、大肠的正常组织、炎性组织及肿瘤性病变的 pCLE 图像。但未提及小肠病变的 pCLE 图像，以后将对 pCLE 下小肠病变中的肿瘤性病变、血管性病变、炎症性病变等进行新的病理说明，并对光学活检的有用性进行探讨，为此我们需要不断积累病例。

pCLE 在小肠血管性病变中的应用

到目前为止我们对一些小肠病变施行了

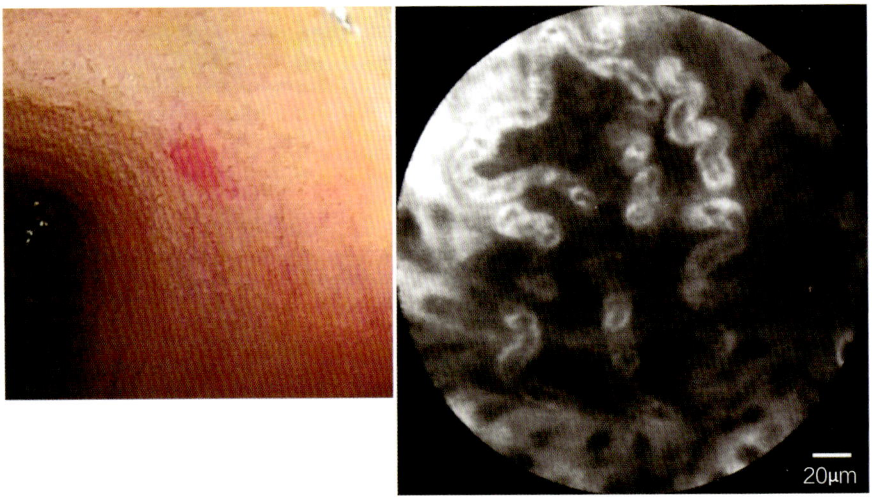

图2 **[病例 1]** 遗传性出血性毛细血管扩张症（Rendou-Osler-Weber 病）
a 经肛 DBE 图像。中下部回肠可见毛细血管扩张及点状充血。
b pCLE 图像。可见较多呈蛇形走行或互相吻合的大小不同的血管。

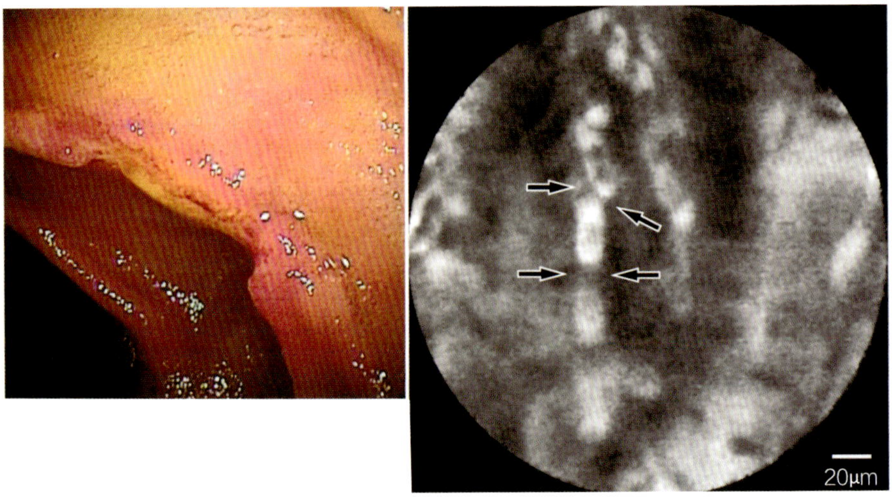

图3 **[病例 2]** IgA 血管炎
a 经肛 DBE 图像。空肠远端可见多发的呈地图状的糜烂及浅溃疡。
b pCLE 图像。黑色箭头处可见血管缩窄，呈“香肠征”。

DBE 下 pCLE 检查。分享其中的 2 例血管性病变：遗传性出血性毛细血管扩张症（Rendou-Osler-Weber 病）和 IgA 血管炎。

［**病例 1**］ 遗传性出血性毛细血管扩张症(Rendou-Osler-Weber 病)。70 岁左右，男性。

患者自年轻时起就常发生鼻出血。另外该患者还有鼻出血的家族史。为了查明贫血原因而进行了经肛 DBE 检查。回肠中下部可见毛细血管扩张和多发的点状充血。毛细血管扩张的经肛 DBE 图像见**图 2a**，pCLE 图像见**图 2b**。pCLE 图像中可见较多呈蛇形走行或互相吻合的大小不同的血管。

［**病例 2**］ IgA 血管炎。70 岁左右，男性。

因双下肢紫癜而怀疑 IgA 血管炎于皮肤科

住院过程中出现便血。行经口 DBE 检查于空肠下部可见多发的呈地图状的糜烂及浅溃疡。浅溃疡的经口 DBE 图像见**图 3a**，pCLE 图像见**图 3b**。pCLE 图像中可见血管局部缩窄。Ohmiya 等[3]将血管的缩窄像描述成“一串香肠”似的香肠样所见，并将这种血管缩窄称为“香肠征”。

结语

pCLE 是一种可以在活体组织内进行细胞水平观察的显微内镜。pCLE 的应用，使得普通内镜观察不到的腺管结构、间质或脉管异常等都能够得到实时观察。期待将来在小肠领域不断地积累病例，促进 pCLE 的发展。

参考文献

[1] Nonaka K, Ohata K, Ban S, et al. Histopathological confirmation of similar intramucosal distribution of fluorescein in both intravenous administration and local mucosal application for probe-based confocal laser endomicroscopy of the normal stomach. World J Clin Cases 3:993-999, 2015

[2] Wallace M, Duckworth CA, MoussataD, et al. Miami classification for probe-based confocal laser endomicroscopy. Endoscopy 43:882-891, 2011

[3] Ohmiya N, Horiguchi N, Tahara T, et al. *In vivo* characterization of abnormalities in small-bowel diseases using probe-based confocal laser endomicroscopy. Endosc Int Open 5:E547-558, 2017

Summary

In Vivo Microscopy of Vascular Disorder of the Small Bowel Using Confocal Laser Endomicroscopy

Toshiaki Kamano[1], Dai Yoshida, Tsuyoshi Terada, Hayato Osaki, Noriyuki Horiguchi, Takafumi Omori, Kohei Maeda, Yasutaka Jodai, Hirokazu Ikuno, Naruomi Komura, Masaaki Okubo, Tomomitsu Tahara, Mitsuo Nagasaka, Yoshihito Nakagawa, Tomoyuki Shibata, Naoki Ohmiya

Confocal laser endoscopes are microscopic endoscopes that can observe *in vivo* tissue at the cellular level. Currently, a probe based confocal laser endomicroscope can be used. We observed the vascular small bowel diseases using a probe based confocal laser endoscope during double-balloon endoscopy.

[1] Department of Gastroenterology, Fujita Health University School of Medicine, Toyoake, Japan

以贫血为始发症状的末端回肠原发化脓性肉芽肿1例

西川 雄祐[1]
齐藤 彰一
并河 健
田颜 夫佑树
井出 大资
千野 晶子
五十岚 正广
河内 洋[2]

张惠晶　译

摘要●患者为50多岁女性。因头晕于外院就诊。血液检查提示贫血（Hb 9.0g/dL），因此施行了肠镜检查。回肠末端可见8mm大小的充血隆起性病变，为求进一步检查和治疗而被介绍到笔者所在医院就诊。病理组织学诊断为化脓性肉芽肿。来源于消化道的化脓性肉芽肿非常罕见，日本报道过的包含我们自己病例在内的小肠原发性化脓性肉芽肿一共13例。其中也有大量便血的病例，多采取了手术切除或随访观察等措施。虽然本病发生率低，但消化道出血时要考虑到本病的存在。

关键词　**化脓性肉芽肿　消化道出血　小肠肿瘤**

[1] 癌研究会有明医院消化内科　〒135-8550 东京都江东区有明3丁目8-31
E-mail：yusuke.nishikawa@jfcr.or.jp
[2] 同　病理科

前言

化脓性肉芽肿（pyogenic granuloma；PG）是在1897年由Pancet等[1]首先报道的一种息肉状病变，属于WHO软组织肿瘤分类中的良性血管内皮细胞肿瘤[2]，还可以称为肉芽组织型血管瘤（granulation tissue type hemangioma）、小叶毛细血管瘤（lobular capillary hemangioma）[3，4]。PG多发生于皮肤和口腔黏膜，消化道中发生于食道的病例报道较多，而发生在小肠的病例罕见报道[5]。本文将介绍1例以贫血为首发症状，行内镜治疗后诊断为末端回肠原发PG的病例。

病例

患者：50多岁，女性。

主诉：头晕。

既往史：无特殊。

家族史：无特殊。

现病史：以头晕为主诉就诊于外院。因血液检查提示贫血（Hb 9.0g/dL），遂行肠镜检查。于末端回肠发现1处大小约8mm的充血隆起性病变，为进一步明确诊断和治疗而到笔者所在医院就诊。

入院时查体：神清语明，血压97/66mmHg，心率73次/min，睑结膜提示轻度贫血。

血液检查结果：Hb 10.5g/dL，MCV 71.6fL，MCH 20.2pg，MCHC 28.2g/dL，提示小细胞低色素性贫血，其他结果未见异常。

肠镜所见（图1）　距回盲瓣约5cm的口侧末端回肠见一处发红且边界清晰的隆起性病变，病变大小约8mm。顶部可见白苔附着（**图1a**）。喷洒靛胭脂（**图1b**）及结晶紫（**图1d**）染色后行放大观察，可见小肠绒毛状结构消失。而应用NBI（narrow band imaging）非放大观察时肿瘤全部呈黑色，同周边正常黏膜界限明了（**图1c**）。

需与血管瘤、纤维瘤、恶性淋巴瘤等进行

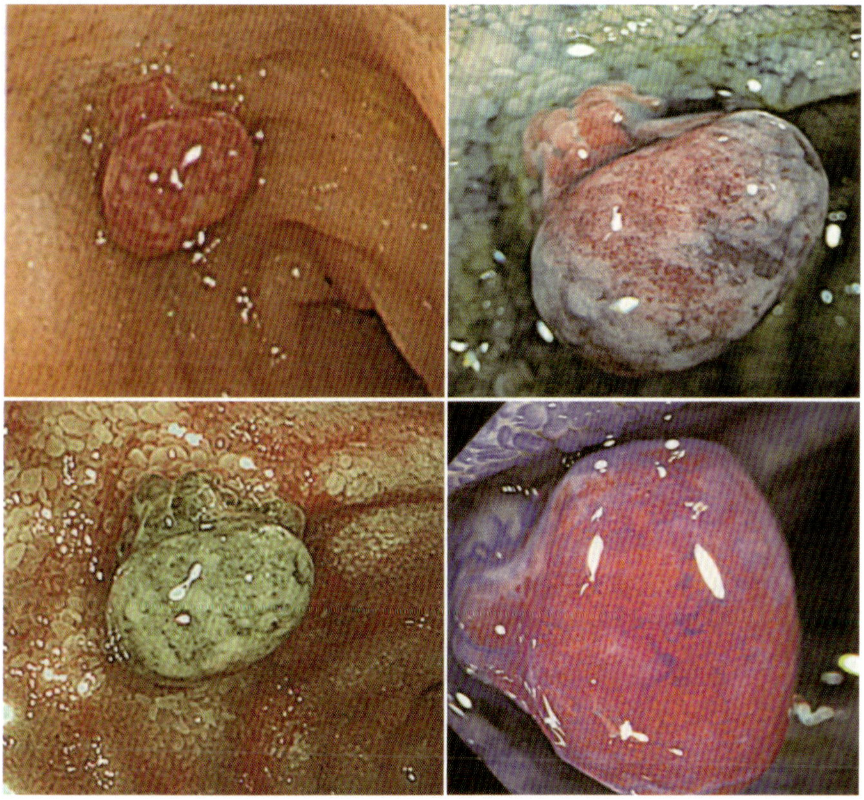

a	b
c	d

图1 肠镜检查图像

a 普通内镜图像。末端回肠可见 8mm 大小、发红且边界清晰的隆起性病变。顶部可见白苔附着。

b 喷洒靛胭脂后放大图像。可见小肠绒毛结构消失。

c 应用 NBI 放大内镜图像。全部肿瘤呈黑褐色，与周边正常黏膜分界清楚。

d 结晶紫染色放大图像。可见小肠绒毛结构消失。

鉴别诊断，根据病变顶端覆有白苔且表面黏膜绒毛结构消失而怀疑 PG。

治疗上采用内镜下黏膜切除术（endoscopic mucosal resection；EMR）将病变完整切除。术中及术后均未发生并发症，入院第 3 天出院。

术后标本大体所见及病理组织学所见如**图 2**、**图 3** 所示。如**图 2a** 所示，在实体显微镜下将病变分成 4 份，进行组织标本的制作（切片 3 的放大像如**图 2b** 所示）。肿瘤部为亚蒂性的实性隆起性病变，其旁的回肠黏膜绒毛呈增生性改变。病理组织学图像中可见病变处毛细血管密集增生，表层黏膜上皮脱落呈现为糜烂（**图 3a**）。肿瘤深部黏膜肌层受累紊乱，间质内可见单核细胞和嗜酸粒细胞浸润（**图 3b**）。病理所见呈现为肉芽组织样图像，因此考虑为 PG。病变达到垂直切缘附近，但未突破切缘（**图 3c**）。CD31 免疫组化染色后，增生的毛细血管内皮呈阳性（**图 3d**）。为了将其与 Kaposi 肉瘤进行鉴别，进行了 HHV-8（human herpesvirus 8）免疫组化染色，结果为阴性。综合以上结果诊断为 PG。到目前为止病变未再复发，患者健康存活。

讨论

PG 为无痛性、易出血的肿瘤性病变。病理组织学特征为伴有血管内皮细胞肿大的毛细血管呈分叶状增生的血管瘤，等同于小叶状毛细

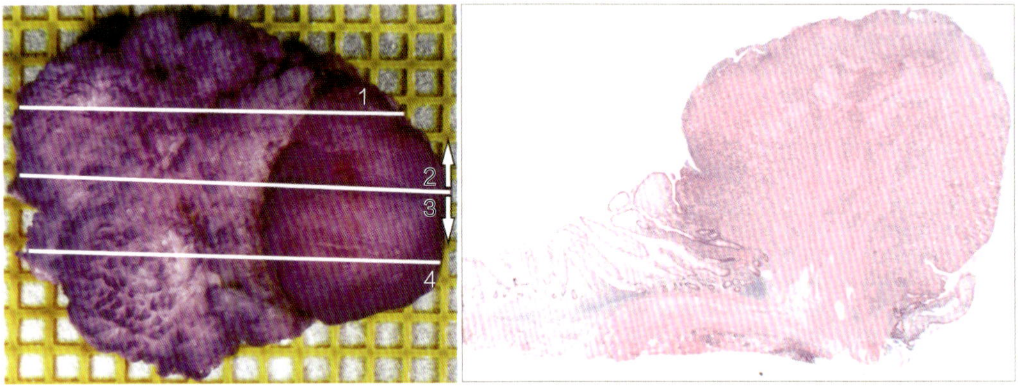

a	b

图2 病理组织学图像
a 实体显微镜图像。将病变分为 4 份做成标本。
b 第 3 号切片的放大像。肿瘤部为实性肿瘤。

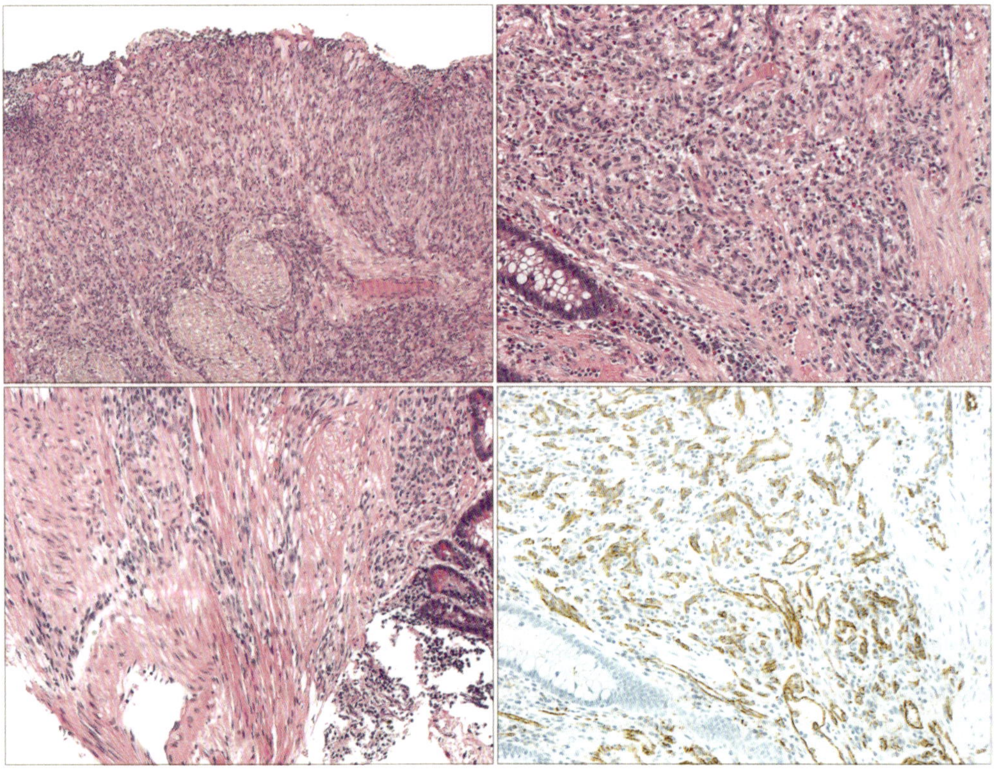

a	b
c	d

图3 病理组织学图像
a HE 染色图像，100 倍。表层附着糜烂及渗出物，黏膜上皮脱落消失。
b HE 染色图像，200 倍。肿瘤深部黏膜肌层受累紊乱，间质内可见单核细胞和嗜酸粒细胞浸润。
c HE 染色图像，200 倍。病变达到深部切缘附近，但未突破切缘。
d CD31 免疫组化染色图像，200 倍。可见毛细血管明显增生，增生的毛细血管内皮呈阳性染色。

表 1 日本关于化脓性肉芽肿（pyogenic granuloma）病例的报告（1978—2017 年）

报告	报告年份	患者年龄	性别	部位	直径(mm)	Hb (g / dL)	形态	治疗
岩窪等 [8]	1989 年	30 岁	女性	回肠	8	4.8	广基性（Sessile）	手术（Laparotomy）
本桥等 [8]	1999 年	58 岁	女性	回肠	30	7.4	有蒂性（Pedunculated）	手术（Laparotomy）
中村等 [8]	2004 年	49 岁	男性	空肠	2	8.4	广基性（Sessile）	腹腔镜下手术（Laparotomy surgery）
Tanaka 等 [10]	2007 年	75 岁	男性	回肠	11	6.8	广基性（Sessile）	手术（Laparotomy）
矶边等 [9]	2008 年	79 岁	女性	空肠	20	6.7	亚蒂性（Subpedunculated）	手术（Laparotomy）
Nagoya 等 [15]	2010 年	63 岁	女性	回肠	7	4	亚蒂性（Subpedunculated）	EMR
Kikuchi 等 [11]	2014 年	86 岁	女性	回肠	7	8.1	亚蒂性（Subpedunculated）	腹腔镜下手术（Laparotomy surgery）
Hirata 等 [12]	2014 年	82 岁	女性	回肠	8	5.6	亚蒂性（Subpedunculated）	EMR
泽野等 [16]	2014 年	86 岁	女性	回肠	8	无查验记录	亚蒂性（Subpedunculated）	EMR
横田等 [14]	2014 年	80 岁	女性	回肠	6	9.3	亚蒂性（Subpedunculated）	EMR
武田等 [13]	2015 年	67 岁	女性	回肠	20	8.6	亚蒂性（Subpedunculated）	手术（Laparotomy）
真船等 [17]	2017 年	40 岁	男性	回肠	10	7.2	亚蒂性（Subpedunculated）	腹腔镜下手术（Laparotomy surgery）
本病例	2017 年	50 岁	女性	回肠	8	9	广基性（Sessile）	EMR

血管瘤[6]。一般认为是由于血管瘤受到损伤或慢性刺激等局部因素所造成。好发于面部及头部的皮肤、牙龈、口唇、舌、颊黏膜，因此本病在皮肤科和口腔外科领域报道较多。本病发生在消化道者很少，尤其是发生于 Treitz 韧带以下的小肠内病例更罕见报道[5]。在《医学中央》杂志中检索 1978—2017 年间、关键词为“pyogenic granuloma”或“化脓性肉芽肿”的病例报道，其中发生于空肠或回肠的病例仅 12 例[7–18]。将包含我们自己病例在内的 13 例病例归纳于**表 1**。从病变发生的部位来看，空肠 2 例（15.4%），回肠 11 例（84.6%）。从病变的形态来看，广基性 4 例，亚蒂性 8 例，有蒂性 1 例。全部病例都发生了贫血，Hb 4.0 ~ 9.3g/dL，比较来看，发生重度贫血的病例较多，其中 1 例发生出血性休克[8]。因此，虽然是比较少见的病例，但当遇到任何年龄段的患者发生消化道大量出血时都应该考虑到本病。

诊断方面，发生于小肠的病例可行胶囊内镜或小肠内镜检查，如观察到表面附着白苔这种特征性所见，应考虑到可能为本病，检查过程中应仔细观察病变表面性状及形态，如无前述所见，那么需要与血管瘤、恶性淋巴瘤或 Kaposi 肉瘤相鉴别。

治疗方面，除继发肠套叠或复发的病例外，

大多可以采取内镜下治疗。然而需要注意的是，对于浸润至黏膜下层且未完全切除的病例，不但会加重出血，还会有复发的可能性。Nagoya 等 [15] 指出，治疗时需谨慎小心，为了避免复发应将肿瘤深部存在的血管部分包含在内一并切除。本病例在治疗时，可通过局部注射使病变抬举，虽然垂直切缘阴性，但以后也需要密切随访观察。

结语

本文介绍了笔者治疗的 1 例非常少见的末端回肠 PG，该病例以贫血为首发症状，采取了内镜治疗。

参考文献

[1] Pancet A, Dor L. Botryomycose humaine. Rev Chir 18:996, 1897

[2] Festch JF. Epithelioid hemangioma. Fletcher CDM, Bridge JA, Pancras CW, et al (eds). WHO Classification of Tumors of Soft Tissue and Bone, 4th ed. IARC, Lyon, pp 141-142, 2013

[3] Yao T, Nagai E, Utsunomiya T, et al. An intestinal counterpart of pyogenic granuloma of the skin. Am J Surg Pathol 19: 1054-1060, 1995

[4] Okuyama T, Tanoue S. Lobular capillary hemangioma of the esophagus. Acta Pathol Jpn 33:1303-1308, 1983

[5] 内山正, 杉原一正, 友利優一, 他. 当科で過去20年間に経験したpyogenic granulomaの臨床統計的観察. 日口腔外会誌 34:603-608, 1988

[6] Mills SE, Cooper PH, Fechner RE. Lobular capillary hemangioma : the underlying lesion of pyogenic granuloma. A study of 73 cases from the oral and nasal mucous membranes. Am J Surg Pathol 4:470-479, 1980

[7] 本橋佳子, 久松理一, 池澤智明, 他. 小腸に発生したpyogenic granulomaの1例. 日消誌 96:1396-1400, 1999

[8] 中村隆俊, 三富弘之, 大谷剛正, 他. 大量出血を来し緊急腹腔鏡下手術で救命し得た空腸pyogenic granulomaの1例. 日本大腸肛門病会誌 57:39-42, 2004

[9] 磯辺太郎, 松本敦, 青柳成明, 他. 貧血を契機に発見された空腸pyogenic granuloma. 日臨外会誌 69:1697-1700, 2008

[10] Tanaka A, Kamada T, Hirakawa K, et al. Pyogenic granuloma in the ileum. Dig Endosc 19:189-191, 2007

[11] Kikuchi A, Sujino T, Yamaoka M, et al. Pyogenic granuloma of the ileum diagnosed by doubleballoon enteroscopy. Intern Med 53:2057, 2014

[12] Hirata K, Hosoe N, Imaeda H, et al. Obscure gastrointestinal bleeding of a pyogenic granuloma of the ileum via double-balloon enteroscopy. Clin J Gastroenterol 7:397-401, 2014

[13] 武田光正, 中島紳太郎, 宇野能子, 他. 腸重積を来した回腸pyogenic granulomaの1手術例. 日消外会誌 48:46-52, 2015

[14] 横田恭之, 橋本真一, 白澤友宏, 他. 貧血を契機に診断された小腸pyogenic granulomaの1例. 消化管の臨 20:93-97, 2014

[15] Nagoya H, Tanaka S, Tatsuguchi A, et al. Rare cause of obscure gastrointestinal bleeding due to pyogenic granuloma in the ileum detected by capsule endoscopy and treated with double balloon endoscopy. Dig Endosc 22:71-73, 2010

[16] 澤野美由紀, 蔵原晃一, 八坂弘樹, 他. 当センターにおける消化管pyogenic granulomaの臨床病理学的検討. 消化管の臨 20:99-105, 2014

[17] 真船太一, 民上真也, 土屋淳一, 他. 高度貧血を契機に発見された回腸pyogenic granulomaの1例. 日臨外会誌 78:321-326, 2017

[18] 岩窪昭文, 津田隆俊, 久保田昌宏, 他. 99mTc-標識赤血球シンチグラフィーで出血部位を確認し得た回腸の化膿性肉芽腫の1例. 核医 26:1439-1443, 1989

Summary

Pyogenic Granuloma of the Ileum Presenting with Anemia, Report of a Case

Yusuke Nishikawa[1], Shoichi Saito, Ken Namikawa, Fuyuki Tagao, Daisuke Ide, Akiko Chino, Masahiro Igarashi, Hiroshi Kawachi[2]

A 50-year-old female was previously referred to a hospital for a chief complaint of dizziness. Blood tests revealed acute anemia (9.0g/dl). Subsequently, she was referred to our hospital for further examinations. Colonoscopy revealed a sessile-shaped tumor (size, 8mm) in the ileum, for which endoscopic mucosal resection was performed. The pathological diagnosis was pyogenic granuloma. Pyogenic granuloma is rarely reported in the digestive tract ; till date, only 13 such cases with the granuloma originating from the ileum have been reported in Japan. Massive melena necessitates a complete resection and cautious follow-up owing to the likelihood of recurrence. This case highlights the identification of pyogenic granuloma as a cause of gastrointestinal bleeding.

[1] Department of Gastroenterology, Cancer Institute Hospital, Tokyo

[2] Clinical Genetic Oncology, Cancer Institute Hospital, Tokyo

引起便血的巨细胞病毒小肠炎 1 例

青山 大辉[1]
福本 晃[2]
鴫田 贤次郎
朝山 直树[1]
向井 伸一
金子 真弓[3]
永田 信二[1]

张惠晶 译

摘要●患者为 70 多岁女性。因腹痛 1 周、呕吐后出现便血而来笔者所在医院就诊。经腹部 CT 检查发现以骨盆内小肠为主的肠壁增厚，血液检查提示炎性指标升高。开始给予禁食、补液、抗炎等治疗，症状有所缓解。行双气囊小肠镜检查于空肠内发现形状不规则的地图状溃疡。溃疡部位的病理活检组织内可见包涵体，经免疫组化确诊为巨细胞病毒小肠炎。针对迁延不愈的腹部症状给予了缬更昔洛韦治疗后症状得到明显改善。对于本病例，重要的是需要与其他引起消化道出血的小肠疾病相鉴别。

关键词 巨细胞病毒 小肠溃疡 便血

[1] 广岛市立安佐市民医院消化科 〒 731-0293 广岛市安佐北区可部南 2 丁目 1-1
E-mail：t-aoyama@asa-hosp.city.hiroshima.jp
[2] 同 内镜科
[3] 同 病理诊断科

前言

巨细胞病毒（cytomegalovirus；CMV）感染主要作为机会性感染发生于免疫功能低下的患者中[1]，近年，也有零星几例健康成年人发病的报道[2，3]。CMV 肠炎的内镜下表现多种多样，因此仅依靠大体形态很难进行诊断，还需要结合免疫学、病理学方面的检查。另外，也没有特异性的临床症状，最常见的症状为便血或血便[4]，鉴别小肠出血时应该考虑到本病。

病例

患者：70 多岁，女性。

主诉：腹痛、呕吐、腹泻、便血。

既往史：阑尾炎（阑尾切除术后）、高血压、血脂异常。

生活史：生活自理，每周接受 2 次护理服务。

现病史：因持续腹痛 1 周、呕吐后出现便血而就诊于笔者医院。诊断肠炎，为求进一步治疗而入院。

体格检查：身高 151cm，体重 46kg。体温 35.9℃，血压 118/64mmHg，心率 81 次 /min，全腹压痛。肠鸣音略亢进。

临床所见（表 1） 贫血：Hb 15.0g/dL。炎性指标升高：WBC 3880/μL，CRP 9.2mg/dL。血中 CMV pp65 抗原阴性。

腹部增强 CT 检查 骨盆内小肠管壁广泛增厚（**图 1**）。少量腹水。

临床诊治过程：入院（发病后第 8 天）后，给予禁食、补液、抗炎（头孢美唑钠 3.0g/d）等治疗。腹痛稍有改善，发病第 10 天呕吐和便血也消失。发病第 13 天开始少量进食，腹部仍不适。发病第 19 天行双气囊小肠镜（double balloon endoscopy；DBE）检查。空肠内可见形状不规整

表 1 临床检验结果

血常规	
WBC	3880/μL
RBC	436×10^4/μL
Hb	15.0g/μL
Hr	43.2%
Plt	22.9×10^4/μL
血生化	
TP	5.0g/dL
Alb	2.5g/dL
T-bil	0.4mg/dL
AST	14IU/L
ALT	9IU/L
BUN	18mg/dL
Cr	0.58mg/dL
Na	140mEq/L
K	4mEq/L
CI	102mEq/L
CRP	9.2mg/dL
BS	149mg/dL
免疫学	
抗核抗体	< 40
抗 ds-DNA 抗体	阴性
抗 Sm 抗体	阴性
P-ANCA	阴性
C-ANCA	阴性
抗 HIV 抗体	阴性
CMVpp65 抗原	阴性
β-D- 葡聚糖	< 2.26
细菌、病毒学	
便培养	阴性
CD 抗原	阴性
CD 毒素	阴性
诺如病毒抗原	阴性

的地图状溃疡（**图 2a ~ c**），据大体形态并不能做出临床诊断。因 CRP 值降至正常，因此未再追加治疗而改为随访观察。溃疡处的活检病理，可见 full 型包涵体及多核巨细胞，抗 CMV 抗体免疫组化染色呈阳性，遂诊断为 CMV 小肠炎（**图 3**）。

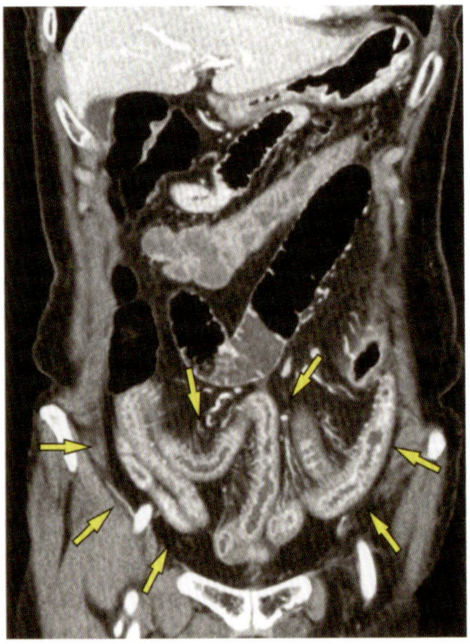

图 1 腹部 CT 像，骨盆内小肠管壁广泛增厚（黄色箭头）。

至发病第 40 天腹部仍持续不适，Alb 2.6g/dL，营养状态也未改善。判断仍残存小肠病变，开始给予缬更昔洛韦 900mg/d 治疗，持续 2 周后减至维持量 450mg/d 继续治疗 6 周。至此腹部症状完全消失，营养状态得到明显改善（Alb 4.2g/dL）。复查 DBE 见溃疡处均形成瘢痕（**图 2d**）。

讨论

CMV 肠炎时感染 CMV 的血管内皮细胞发生变性、肿胀，从而导致微小循环障碍进而引发溃疡形成，根据受损微小血管网的范围及程度不同，内镜下的所见也多种多样 [5]。穿凿样溃疡最常见，此外也可见到不规则的浅溃疡、环状溃疡、带状溃疡、纵行溃疡及阿弗他样溃疡等 [4]，也有溃疡底部伴有鱼卵样小隆起的病例 [6]。CMV 感染引起的小肠溃疡的肉眼形态特征为形状不规整的地图状溃疡或深凿样溃疡 [7]。本病例空肠中也有多发的不规则地图状浅溃疡。由于内镜下病变的形态多种多样，因此仅凭大体形态很难对本病做出诊断，需要在组织中看到核包涵体或通过免疫组织化学染色检出组织中的 CMV 抗原 [4] 才

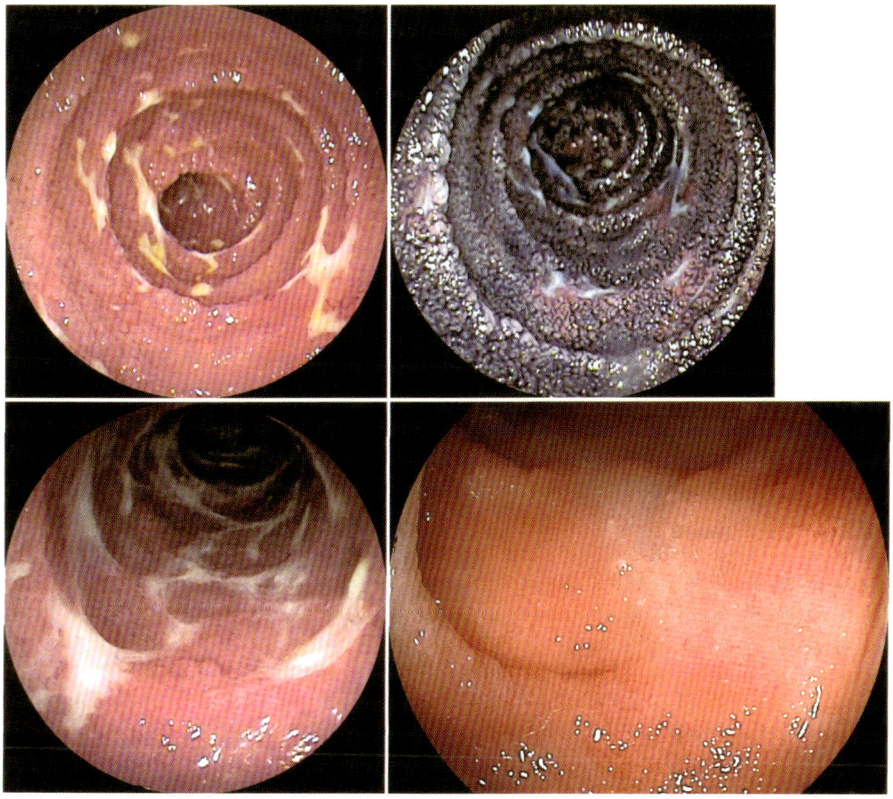

图2 DBE 图像
a 空肠内可见多发的不规则的地图状溃疡。
b 喷洒色素图像。溃疡间小肠黏膜未见水肿。
c 远端的小肠内也可见多发的覆白苔的不规则溃疡。
d 抗病毒治疗后。溃疡面呈瘢痕化。

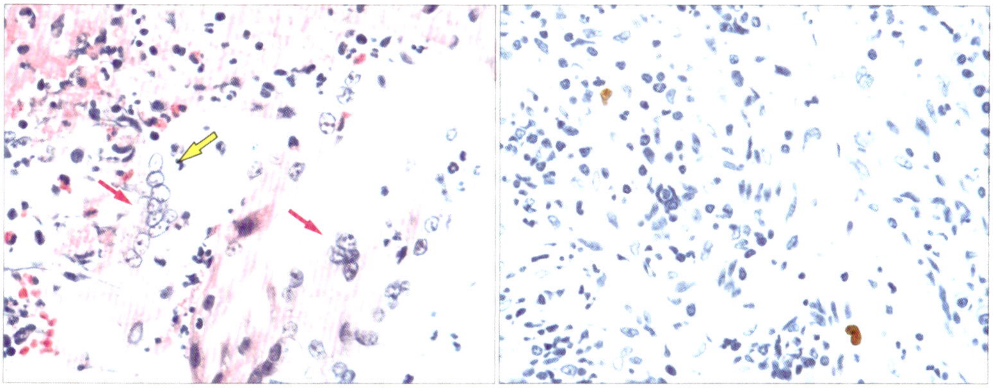

图3 活检标本的病理组织学所见
a HE 染色图像（×400）。可见 full 型的包涵体（黄色箭头）和多核巨细胞（红色箭头）。
b 抗 CMV 抗体染色图像（×400）。毛细血管内皮细胞核或纤维母细胞核呈阳性。

能确诊。根据国际 CMV 会议制订的 CMV 感染诊断标准[8]需满足以下 3 条：①消化道症状（腹泻、便血、腹痛等）；②消化道病变（溃疡、糜烂）；③组织中检出病毒的存在。本病例完全符合上述标准，故诊断为 CMV 肠炎。CMV 抗原血症的检测有助于诊断及评估病情和治疗效果，但日本的研究显示感染 CMV 发病时其阳性率仅约为 30%[9, 10]。CMV 感染很少累及消化道[4]，因此将 CMV 抗原血症的检测用于消化道 CMV 感染的病例，其有用性将受到局限。

治疗方面，对于免疫功能正常的 CMV 肠炎患者来说，虽然有报道指出即使不进行抗病毒治疗症状也能够得到改善[11]，但一般还是采取更昔洛韦静脉滴注或缬更昔洛韦口服疗法。本病例在入院后未进行抗病毒治疗时虽暂时缓解了症状，但未治愈，因此仍进行了抗病毒治疗。对于 CMV 肠炎，仅靠 2 周的初始治疗周期是不够的，建议在初始治疗后再追加数周的维持疗法[12]。维持疗法的周期目前尚无规定，可以根据患者临床症状、CMV 抗原血症的检测结果及内镜检查所见进行综合判断。

结语

本文介绍了 1 例发病于健康人的引起便血的巨细胞病毒小肠炎病例。小肠溃疡是引起小肠出血的具有代表性的一种病理改变，但仅依靠大体形态很难做出确定诊断。不论患者的免疫能力如何，重要的是如何进行鉴别，进而对病情进行详细的检索。

参考文献

[1] 阿部洋介, 村野実之, 村野直子, 他. CMV感染症の腸病変について(診断を中心に). Intestine　15:67-72, 2011
[2] 大中貴史, 米澤昭仁, 今田和典. 健常成人に認められたサイトメガロウイルス胃十二指腸炎の1例. 感染症誌　87:49-52, 2013
[3] 和賀政伸, 藤田敏明, 平井雅倫, 他. 健常成人に発症したサイトメガロウイルス性腸炎の1例. 内科　99:747-750, 2007
[4] 大川清孝, 上田渉, 佐野弘治, 他. サイトメガロウイルス腸炎. 胃と腸　43:1653-1662, 2008
[5] 桑原義之, 片岡誠, 川村弘之, 他. サイトメガロウイルスの感染を認めた消化管潰瘍の2例. 外科　59:1129-1131, 1997
[6] 板倉由幸, 内田靖, 山本悦孝, 他. 魚卵様の特異な内視鏡像を呈したサイトメガロウイルス腸炎の1例. Gastroenterol Endosc　58:20-25, 2016
[7] 池田圭祐, 岩下明德, 田邉寛, 他. 小腸潰瘍の病理診断—非腫瘍性疾患を中心に. 胃と腸　49:1258-1266, 2014
[8] Ljungman P, Plotkin SA. Workshop on CMV disease ; definitions, clinical severity scores, and new syndromes. Scand J Infect Dis (Suppl)　99:87-89, 1995
[9] Mori T, Mori S, Kanda Y, et al. Clinical significance of cytomegalovirus (CMV) antigenemia in the prediction and diagnosis of CMV gastrointestinal disease after allogeneic hematopoietic stem cell transplantation. Bone Marrow Transplant　33:431-434, 2004
[10] Hackman RC, Wolford JL, Gleaves CA, et al. Recognition and rapid diagnosis of upper gastrointestinal cytomegalovirus infection in marrow transplant recipients. A comparison of seven virologic methods. Transplantation　57:231-237, 1994
[11] 能美隆啓, 細田明秀, 北村厚, 他. 健常高齢者に発症したサイトメガロウイルス性大腸炎の1例. 消化管の臨　9:73-77, 2003
[12] Boeckh M, Ljungman P. How I treat cytomegalovirus in hematopoietic cell transplant recipients. Blood　113:5711-5719, 2009

Summary

Cytomegalovirus Enteritis with Hematochezia, Report of a Case

Taiki Aoyama[1], Akira Fukumoto[2], Kenjiro Shigita, Naoki Asayama[1], Shinichi Mukai, Mayumi Kaneko[3], Shinji Nagata[1]

After having abdominal pain and nausea for 1 week, a female patient in her 70s visited our hospital with the chief complaint of hematochezia. Abdominal computed tomography images revealed wall thickness of the small bowel, and laboratory finding demonstrated remarkable inflammatory change. After admission, her symptoms gradually improved without any specific treatment. Double-balloon enteroscopy revealed distorted ulcers in the jejunum. The diagnosis of CMV (cytomegalovirus) enteritis was made on the basis of the biopsy specimen obtained from the ulcers. Her sustained abdominal discomfort was completely resolved after treatment with valganciclovir. Therefore, CMV enteritis should be considered for the differential diagnoses of intestinal bleeding.

[1] Department of Gastroenterology, Hiroshima City Asa Citizens Hospital, Hiroshima, Japan
[2] Department of Endoscopy, Hiroshima City Asa Citizens Hospital, Hiroshima, Japan
[3] Department of Pathology, Hiroshima City Asa Citizens Hospital, Hiroshima, Japan

形态特殊的空肠动静脉畸形 1 例

武田 辉之[1]
平井 郁仁
松嶋 祐[2]
别府 孝浩[3]
矢野 丰[4]
岸 昌广
高田 康道
别府 刚志
久部 高司
八尾 建史[5]
前川 隆文[6]
东原 秀行[7]
太田 敦子[8]
岩下 明德
植木 敏晴[4]
松井 敏幸

张惠晶　译

摘要●患者为 60 多岁男性。因怀疑小肠出血而转入笔者所在医院。行经口双气囊小肠镜检查，于空肠发现 1 处亚蒂隆起性病变，隆起处表面光滑，覆白苔，基底部明显充血。因附着白苔，形态学上类似于化脓性肉芽肿（pyogenic granuloma），但病变处尚有搏动感且基底部明显充血，因此也不能否定包含动静脉畸形（AVM）在内的血管性病变。行腹部血管造影检查，发现了比较快速的静脉回流。结合以上，诊断为 AVM，施行了空肠部分切除术。切除标本的病理组织学所见为黏膜下层动静脉的异常吻合，为 AVM 所见。由于这是 1 例形态特殊的空肠 AVM，因此在本文对其进行报告。

关键词　**动静脉畸形　pyogenic granuloma　小肠出血　小肠血管性病变　双气囊小肠镜检查**

[1] 福冈大学筑紫医院炎症性肠病中心　〒818-8502 筑紫野市俗明院 1 丁目 1-1
E-mail：take5times@fukuoka-u.ac.jp
[2] 芦屋中央医院消化科
[3] 广岛医师会医院消化科
[4] 福冈大学筑紫医院消化科
[5] 同　内镜科
[6] 同　外科
[7] 同　放射线科
[8] 同　病理科

前言

小肠动静脉畸形（arteriovenous malformation；AVM）是一种比较少见的疾病，内镜下特征多为低缓的隆起改变伴局部充血[1]。本文将介绍 1 例经笔者自己诊治的形态特殊的动静脉畸形病例。

病例

患者：60 多岁，男性。

主诉：黑便，眩晕。

既往史：50 岁左右时患十二指肠溃疡、输尿管结石。

家族史：无特殊。

现病史：20XX 年 4 月末因出现黑便及眩晕而就诊于当地医院。血液检查提示贫血（Hb 9g/dL），于当日入院。入院后行胃肠镜、腹部增强 CT、小肠 X 线造影、出血闪烁成像（bleeding scintigraphy）等检查，仍未确定出血灶。住院过程中贫血加重，输注了 8 单位浓缩红细胞。为明确消化道出血原因及治疗而转入笔者所在医院。

入院时体格检查：身高 168cm，体重 51kg，体温 36.6 ℃，血压 115/55mmHg，脉搏 63 次 /

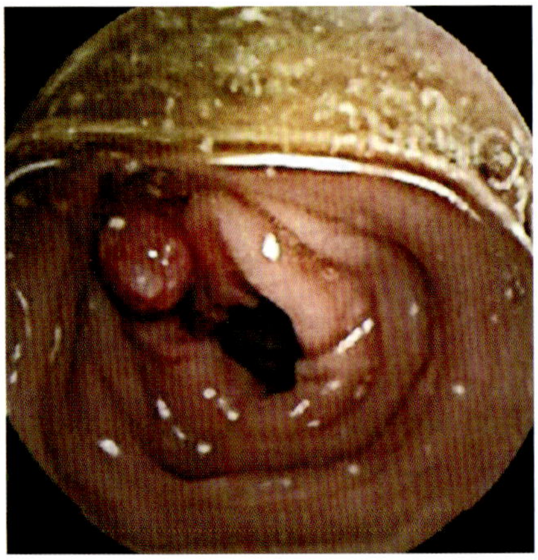

图1 小肠胶囊内镜所见：可见一大小约 5mm 的发红隆起性病变，表面附着新鲜血迹

min，律整。睑结膜苍白。胸部检查中未见异常。腹部平坦、质软，无压痛。

入院时血液检查结果： Hb 9.0g/dL，Alb 3.5g/dL，提示贫血及低白蛋白血症。

小肠胶囊内镜所见（图 1） 于中段小肠见一大小约 5mm 的发红隆起性病变，表面附着新鲜血迹，考虑此处为出血灶，但很难判断病变性质。

经口双气囊小肠镜所见（图 2） 距 Treitz 约 210cm 的空肠处见一直径约 6mm 伴有搏动性的亚蒂隆起性病变。隆起处表面光滑，覆有白苔，基底部明显充血。从形态学上来看类似于化脓性肉芽肿（pyogenic granuloma），但由于病变伴有搏动且基底部明显充血，不能否定包含 AVM 在内的血管性病变。因此，为了随后的精查及治疗，于病变口侧留置了钛夹并进行了墨染。

超声内镜（endoscopic ultrasonography；EUS）所见（图 3）： 隆起为起源于第 2 层的低回声肿瘤。另外，病变周边的黏膜下可见圆形的无回声区域，高度怀疑为扩张的血管，因此判断此病变为血管性病变。

腹部血管造影所见（图 4） 3 支空肠动脉末端可见瘤状的浓染像。经选择性动脉造影，发现比较快速的静脉回流。

诊治经过： 根据上述检查结果此病例被诊断为空肠 AVM，施行了空肠部分切除术。

切除标本的大体所见（图 5） 病变的切面可见一向黏膜侧突起的血豆样隆起性病变，大小约 6mm × 5mm。而浆膜侧未见异常。

病理组织学所见（图 6） 隆起部分的上皮脱落，可见伴有丰富血管的肉芽组织增生。黏膜下层可见动静脉的异常吻合，符合 AVM 所见。

讨论

肠管 AVM 在组织学上是由比较大的动脉和静脉构成，且动静脉间存在吻合、移行现象的血管性疾病[2]。

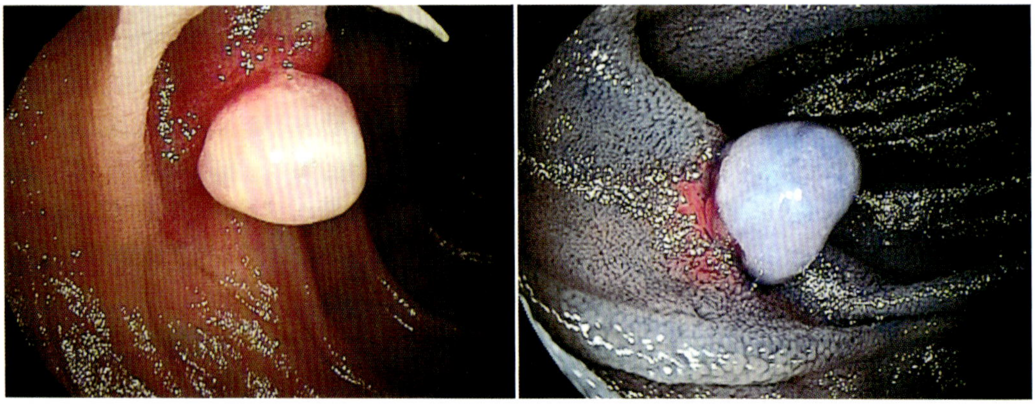

a | b

图2 经口双气囊小肠镜所见

a 上消化道内镜所见。空肠可见一大小约 6mm 伴有搏动的亚蒂隆起性病变。隆起处表面光滑，覆有白苔。

b 靛胭脂染色图像。隆起的基底部明显发红。

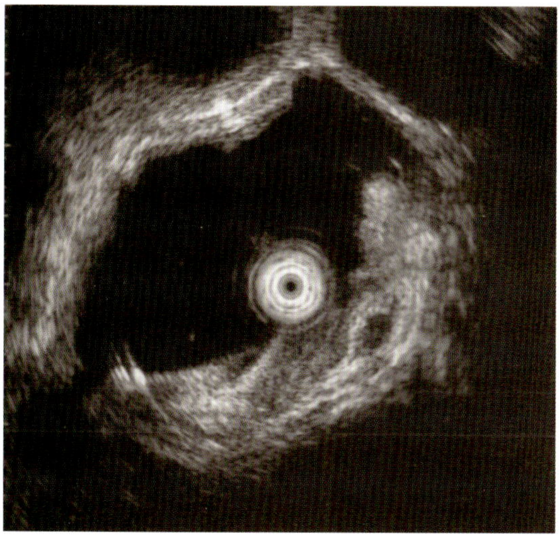

图 3 EUS 所见。隆起处呈低回声肿瘤像，周围可见圆形的无回声像

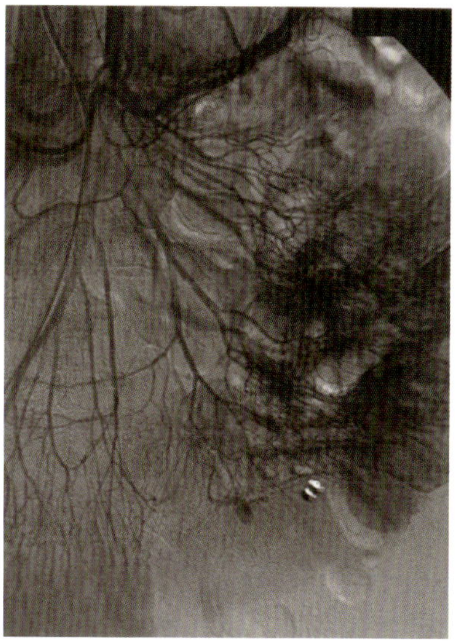

图 4 腹部血管造影所见。3 支空肠动脉末梢可见瘤状的浓染像

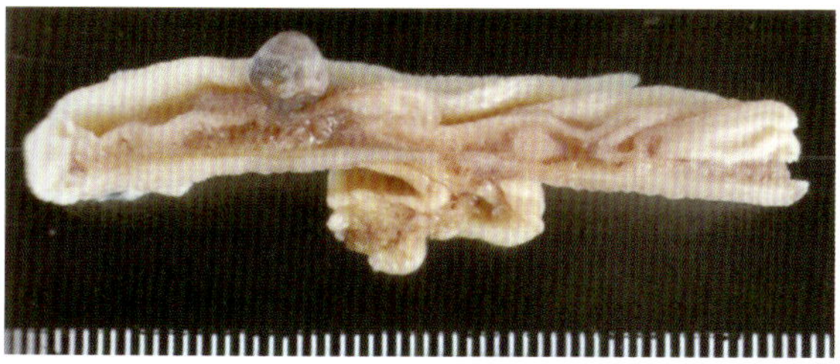

图 5 切除的标本。可见向黏膜侧突出的大小约 6mm × 5mm 的血豆样隆起性病变

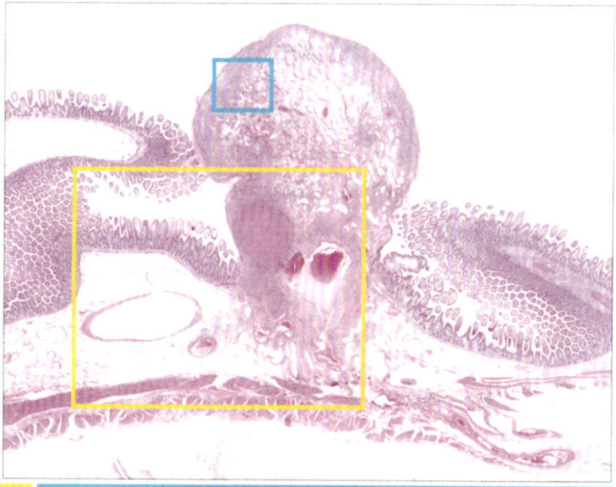

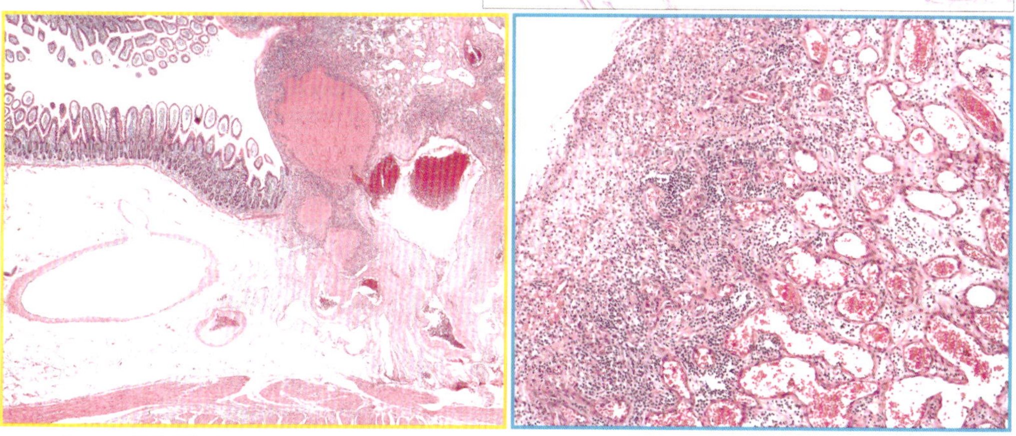

a | b c

图 6 病理组织学所见

a 放大图像。隆起处的上皮脱落，黏膜下层可见扩张血管。

b a 的黄框部位放大图像。黏膜下的扩张血管可见动静脉吻合。

b a 的蓝框部位放大图像。隆起处为伴有丰富血管的肉芽组织增生。

关于 AVM 的内镜所见，小林等[3]认为大多呈隆起性病变或呈血管的扩张 / 增生像，而水谷等[4]则指出最常见的为隆起性病变，其次为黏膜发红所见。本病例内镜所见为伴有搏动的红色隆起，周围可见静脉扩张，符合小肠血管性病变的矢野 – 山本分类[5]（按血管形态及有无搏动进行分类）中的 Type 3。

而内镜下与本病难于鉴别的为化脓性肉芽肿，其特征为有蒂或亚蒂性的隆起性病变，表面覆有白苔等。

本病例为伴有搏动的隆起性病变，表面覆有白苔，从形态学上看首先想到的是化脓性肉芽肿。但由于病变具有搏动性，基底部可能存在静脉扩张，因此又高度怀疑血管性病变。病理组织学为伴有丰富血管的肉芽组织增生，而内镜下呈化脓性肉芽肿样形态，这可能是造成鉴别困难的原因。另外，表面上皮脱落及肉芽组织增生考虑为由出血引起的反复破溃及修复所造成。而 EUS 中第 3 层无回声区域提示为扩张的血管，与病理组织学中扩张的动脉像一致。

在《医学中央》杂志中输入关键词“小肠”“AVM”“内镜”进行检索，未检索到类似于本例的化脓性肉芽肿样形态的 AVM 病例报告，考虑这种 AVM 形态比较少见。

小肠 AVM 占小肠出血性病变的 15%[6]。因此，在探寻 OGIB（obscure gastrointestinal bleeding）的病因时要警惕类似于本病的小肠血管性病变。不规范的活检或内镜下摘除术有可能导致严重出血，因此建议先行增强 CT、血管造影检查及 EUS 检查以进行充分的判断。

结语

本文介绍了 1 例类似于化脓性肉芽肿的空肠 AVM 病例。本病例为非典型性病例，通过各种检查手段发现了 AVM 的特征从而在术前做出了正确诊断。

参考文献

[1] 南出竜典, 福島政司, 和田将弥, 他. 内視鏡的治療しえた小腸動静脈奇形の1例. Gastroenterol Endosc 57:2448-2454, 2015
[2] 岩下明德, 尾石樹泰, 八尾隆史, 他. 腸管の血管性病変の病理学的鑑別診断. 胃と腸 35:771-784, 2000
[3] 小林清典, 五十嵐正広, 勝又伴栄, 他. 腸管動静脈奇形—自験12例と本邦報告例の解析. 胃と腸 35:753-761, 2000
[4] 水谷孝弘, 本田邦臣, 武井涼子, 他. ダブルバルーン小腸内視鏡検査が診断に有用であった小腸動静脈奇形の1例. 胃と腸 40:1547-1552, 2005
[5] Yano T, Yamamoto H, Sunada K, et al. Endoscopic Classification of vascular lesions of the small intestine (with videos). Gastrointest Endosc 67:169-172, 2008
[6] 渡辺幸康, 豊島宏, 坂東隆文, 他. 小腸大量出血—自験6例と本邦報告110例の検討. 臨外 43:397-404, 1988

Summary

Jejunal Arteriovenous Malformation with Special Morphology, Report of a Case

Teruyuki Takeda[1], Fumihito Hirai, Yu Matsushima[2], Takahiro Beppu[3], Yutaka Yano[4], Masahiro Kishi, Yasumichi Takada, Tsuyoshi Beppu, Takashi Hisabe, Kenshi Yao[5], Takafumi Maekawa[6], Hideyuki Higashihara[7], Atsuko Ota[8], Akinori Iwashita, Toshiharu Ueki[4], Toshiyuki Matsui

The patient was a man in his 60s who was transferred to our hospital with suspicion of small bowel bleeding. Oral double-balloon small intestine endoscopy revealed a pedunculated protruding lesion in the jejunum. The surface of the protrusion was flat ; it had white coat and strong reddening at the base. The white coat were morphologically similar to pyogenic granuloma. However, because pulsation and strong reddening were observed at the base, we could not deny vascular lesions including AVM (arteriovenous malformation). Abdominal angiography showed comparatively early venous return. Given the above findings, the patient was diagnosed with AVM, and partial resection of the jejunum was performed. The pathological findings of the resected specimen showed abnormal anastomosis of the arteriovenous fistula in the submucosal layer, confirming the diagnosis of AVM. Herein, we report an unusual case of jejunal AVM with special morphology.

[1] Inflammatory Bowel Disease Center, Fukuoka University Chikushi Hospital, Chikushino, Japan
[2] Department of Gastroenterology, Ashiya Central Hospital, Fukuoka, Japan
[3] Department of Gastroenterology, Itoshima Medical Association Hospital, Itoshima, Japan
[4] Department of Gastroenterology, Fukuoka University Chikushi Hospital, Chikushino, Japan
[5] Department of Endoscopy, Fukuoka University Chikushi Hospital, Chikushino, Japan
[6] Department of Surgery, Fukuoka University Chikushi Hospital, Chikushino, Japan
[7] Department of Radiology, Fukuoka University Chikushi Hospital, Chikushino, Japan
[8] Department of Pathology, Fukuoka University Chikushi Hospital, Chikushino, Japan

以小肠为主的嗜酸粒细胞性多发血管炎性肉芽肿症1例

田中 贵英[1]
江崎 幹宏
平野 敦士
冬野 雄太
藤冈 审
冈本 康治
梅野 淳嗣
鸟巢 刚弘
森山 智彦
保利 喜史[2]
藤原 美奈子
北园 孝成[1]

张惠晶　译

摘要●患者为60多岁男性，20XX-1年夏天时出现咳嗽，诊断为支气管哮喘。20XX年6月左右出现下腹部疼痛，7月初由于上下肢麻木和腹泻而入笔者所在医院。行胃镜检查于全胃切除后吻合口空肠侧的周边黏膜可见充血及明显糜烂，活检病理提示于黏膜下层可见大量嗜酸粒细胞浸润。行胶囊小肠镜检查及双气囊小肠镜检查发现全小肠散在大小各异的发红黏膜或糜烂/溃疡性病变。而结肠镜检查中仅发现直肠黏膜轻度充血。本病例因同时合并支气管哮喘、嗜酸粒细胞增高、多发性单神经炎等，所以诊断为嗜酸粒细胞性多发血管炎性肉芽肿症，给予泼尼松龙50mg/d口服及环磷酰胺大量静注疗法进行治疗，小肠病变迅速得到改善。

关键词　**嗜酸粒细胞性多发血管炎性肉芽肿症　小肠病变　胶囊小肠镜　双气囊小肠镜**

[1] 九州大学大学院医学研究院病理生理学　〒812-8582 福冈市东区马出3丁目1-1
E-mail：t-tanaka@intmed2.med.kyushu-u.ac.jp
[2] 同　保健学部 医学保健科

前言

嗜酸粒细胞性多发血管炎性肉芽肿症（eosinophilic granulomatosis with polyangiitis；EGPA）是继发于支气管哮喘等先行过敏性疾病，引起末梢血嗜酸粒细胞增多及以来源于小动脉的毛细血管为中心的全身性坏死性血管炎，进而引起包含消化道在内的多脏器损害的一种疾病[1]。笔者通过胶囊内镜（capsule endoscopy；CE）检查及双气囊小肠镜（double balloon endoscopy）检查发现了1例伴广泛小肠黏膜病变的EGPA，本文对此病例进行报告。

病例

患者：60多岁，男性。

主诉：下腹部疼痛，腹泻，上下肢麻木。

家族史：姐姐患心肌梗死，无胶原病家族史。

生活史：饮酒（啤酒）500mL/d，吸烟30支/d（25年）

既往史：40多岁时因胃癌行全胃切除术（Roux-en-Y重建）

现病史：20XX-1年夏天时出现咳嗽及夜间呼吸困难，就诊于当地医院诊断为支气管哮喘，给予口服及吸入药物治疗。20XX年6月间出现下腹部疼痛，到7月份时因出现上下肢麻木伴疼痛及每日两次稀便，而于笔者所在科室入院。

入院时体格检查：身高169cm，体重55kg，BMI 19.3，体温37.1℃，脉搏96次/min，律整，血压151/105mmHg。头颈部未见异常，胸部心

表 1 临床检验结果

血常规		血生化		免疫球蛋白	
WBC	18 960/μL	TP	6.7g/dL	IgG	2640mg/dL
Neut	36.6%	Alb	2.5/dL	IgA	212mg/dL
Lymp	9.3%	T-Bil	0.9mg/dL	IgM	55mg/dL
Mono	2.6%	AST	28U/L	IgE	1347mg/dL
Eos	50.3%	ALT	13U/L	抗中性粒细胞抗体	
Baso	0.5%	LDH	275U/L	PR3-ANCA	(−)
RBC	4.18×10^4/μL	AMY	41U/L	MPO-ANCA	(−)
Hb	14.1g/dL	BUM	9mg/dL	感染症	
Ht	41.4%	Cr	0.68mg/dL	QFT	(−)
Plt	23.5×10^4/μL	Na	128mEq/L	TB 抗原	(−)
		K	4.0mEq/L	CMV-C7-HRP	(−)
		Cl	95mEq/L		
		CRP	3.75mg/dL		

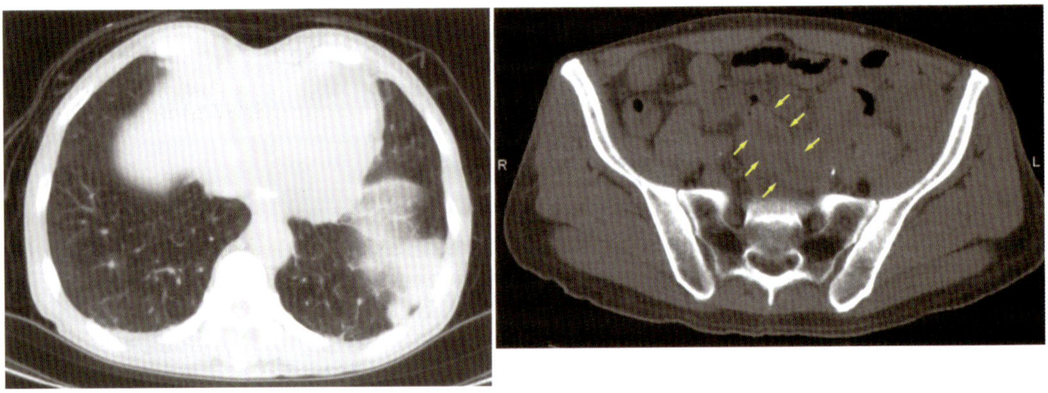

a | b

图 1 胸腹部 CT 所见

a 左肺下叶可见浸润影，右肺下叶见毛玻璃影。

b 小肠壁弥漫性肥厚（黄色箭头）。

音及呼吸音均正常，腹部正中可见手术瘢痕，下腹部压痛，无反跳痛，肠鸣音正常，四肢无水肿，无皮疹，无关节痛，双侧上下肢有疼痛性麻木。

血液检查所见（表 1） WBC 18 960/μL，CRP 3.75mg/dL，炎性指标升高，嗜酸粒细胞升高，百分比为 50.3%。MPO-ANCA（myeroperoxidase antineutrophil cytoplasmic antibody）阴性。

胸腹部 CT 所见 左肺下叶可见浸润影，右肺下叶见毛玻璃影（**图 1a**）。另外小肠壁弥漫性增厚（**图 1b**）。

上消化道内镜所见 食道空肠吻合口的空肠侧黏膜可见充血及多发的小糜烂灶（**图 2**）。

CE 所见 全小肠可见多发性伴有周边充血的糜烂及不规则的溃疡。上部至中部小肠黏膜病变比较微小，而下部小肠多散在大型的溃疡（**图 3b**）。

经肛 DBE 所见 因瘢痕所致插入深部小肠

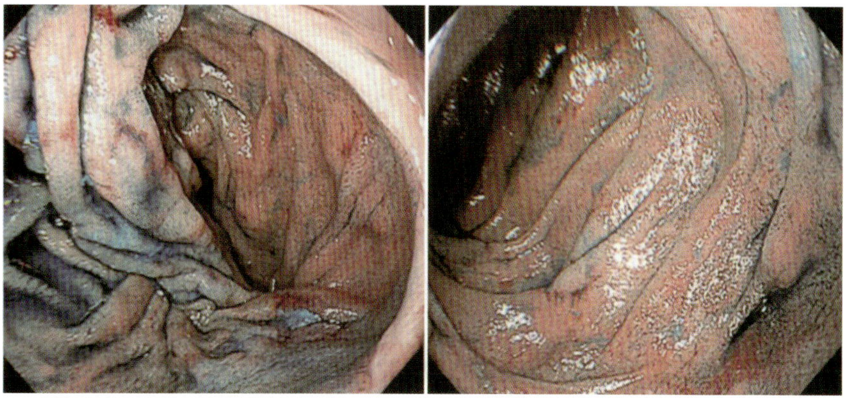

a | b

图2 上消化道内镜所见（全胃切除 +Roux-en-Y 重建术后），吻合部空肠侧黏膜散在周边伴有充血的小糜烂

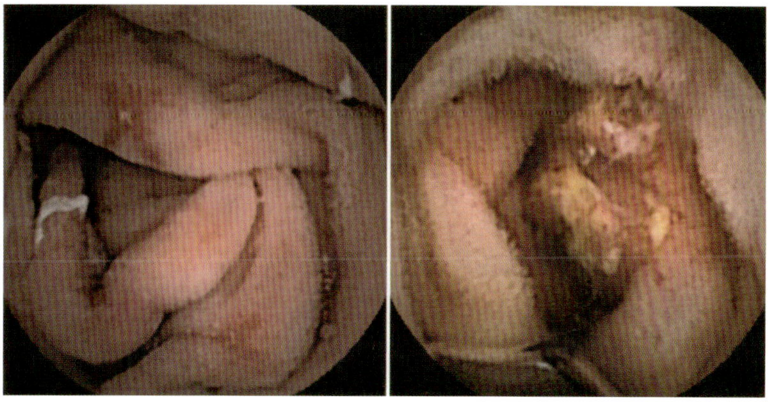

a | b

图3 CE 所见

a 上部至中部小肠可见多发性伴有发红的阿弗他样病变及比较小的溃疡。

b 下部小肠可见周边发红的较大的不规则溃疡

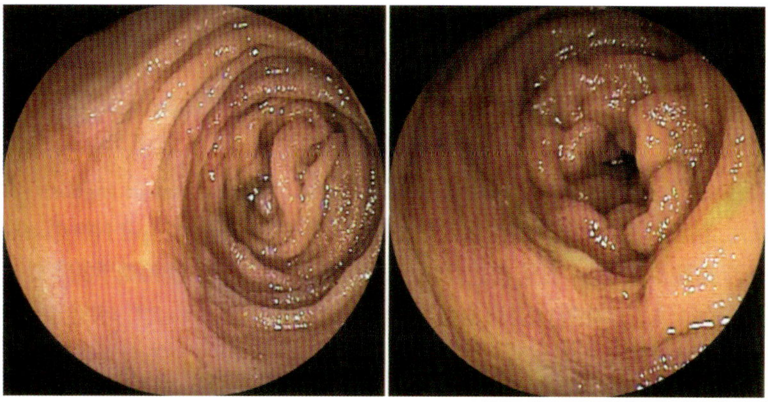

a | b

图4 经肛 DBE 所见。回肠可见形态不规整的溃疡，伴周边黏膜充血

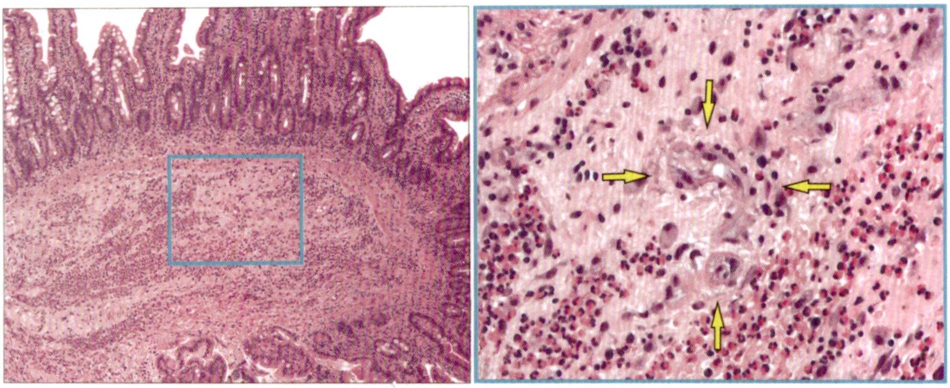

a | b

图5 空肠活检病理组织学所见

a HE 染色图像（中倍放大 ×100）。黏膜下层可见明显的嗜酸粒细胞浸润和血管破坏像。

b a 的蓝框部高倍放大图像（×400）。以嗜酸粒细胞为主的炎性细胞浸润和血管内腔缩窄（黄色箭头）。

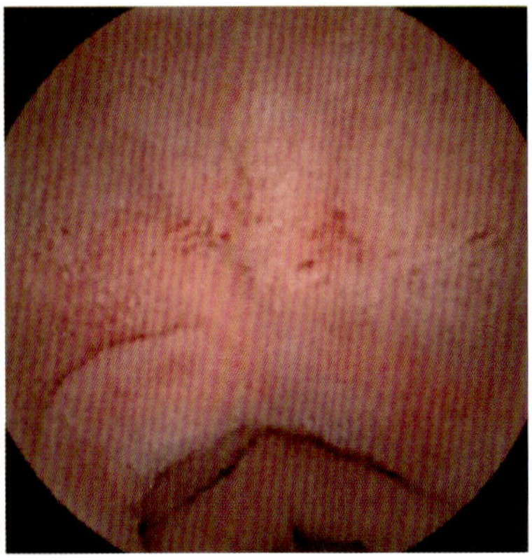

图6 开始治疗 4 周后的 CE 所见。小肠溃疡大部分呈瘢痕化

比较困难，观察范围内的回肠散在周边发红、形态不规则的溃疡（**图 4**）。

全结肠镜所见 仅直肠黏膜可见轻度充血，无明显黏膜损害。

病理组织学所见 空肠糜烂处的病理活检组织中，慢性炎性细胞向黏膜固有层内浸润，黏膜下层可见较多嗜酸粒细胞浸润（**图 5a**）。另外，黏膜下层的血管周围可见较多炎性细胞（包含嗜酸粒细胞在内）聚集，血管内腔缩窄，但未见纤维蛋白样坏死性血管炎或肉芽肿样改变（**图 5b**）。

临床诊治过程 经肌电图检查发现神经传导速度下降，考虑为多发性单神经炎。在此基础上，结合末梢血嗜酸粒细胞增多、支气管哮喘、胸部 CT 提示的肺部浸润影等表现，最终诊断为 EGPA。开始给予泼尼松龙 50mg/d 口服后，腹痛、腹泻症状迅速得到改善，约 2 周后嗜酸粒细胞百分数降至正常。4 周后复查胸部 CT 发现肺部的浸润阴影完全消失，复查 CE 发现治疗前的小肠溃疡大部分呈瘢痕化改变（**图 6**）。之后追加了 3 个疗程的环磷酰胺（500mg/m^2）静脉冲击疗法，逐渐中止泼尼松龙。目前给予甲氨蝶呤（14mg/周）维持治疗，症状未再复发。

讨论

EGPA 一种是以支气管哮喘等过敏性疾病为基础，伴末梢血嗜酸粒细胞增多的全身性坏死性血管炎[2]。1951 年 Churg 和 Strauss[1] 将本病从传统的结节性动脉周围炎中分离出来，以往称为 Churg-Strauss 综合征（Churg-Strauss Syndrome；CSS）或过敏性肉芽肿性血管炎（allergic granulomatous angiitis；AGA），2012 年的《Chapel Hill Consensus Conference 2012》基于病理组织学所见将其重新命名为 EGPA[3]。本病受侵犯的血管为小型血管，多为分支于小动脉的毛细血管，与显微镜下的多发血管炎（microscopic polyangiitis；MPA）、多发血管炎性肉芽肿症（granulomatosis with polyangiitis；GPA）共同被归为 ANCA 相关血管炎，在约 50% 的病例中可以检出 MPO-ANCA。

根据日本的流行病学调查，EGPA 的患病率相当于每 100 万人中有 17.8 人患病，平均发病年龄为 55 岁，男、女比为 1∶2，中老年多发，女性发病率高于男性[4]。本病的临床病程可以分为典型的 3 个阶段。第 1 阶段以支气管哮喘及伴有鼻息肉的嗜酸粒细胞性副鼻窦炎为首发症状，第 2 阶段末梢血中嗜酸粒细胞增多，导致嗜酸粒细胞性肺炎从而加重支气管哮喘，第 3 阶段引发全身性血管炎。

基于全身性血管炎的症状中多发性单神经炎的发生率最高，可达 90% 以上，因此常伴有四肢的感觉障碍或运动障碍。除此之外，还会引起发热、体重下降等的全身症状及皮肤病变、消化道病变、肾炎、心肌炎、肌炎、肺部病变等[2]。10%～60% 的病例合并消化道病变[5]，主要表现为腹痛和消化道出血，也有因穿孔而致死的重症病例。

本病例在整个病程中未见明确的肉眼出血，笔者以前报道的[6]10 例 EGPA 中有 1 例在病程中出现血便，轻度贫血的 2 例。因此需要注意本病也是引起消化道出血的疾病之一。

有报道指出，消化道病变的存在是导致 EGPA 预后不良的因素之一[7]。因此为了确定治疗方案，重要的是需要对包括小肠在内的全消化道进行评估。EGPA 的消化道病变可以发生在胃、十二指肠、小肠及大肠任何部位，主要好发于包含十二指肠在内的小肠和大肠。笔者的报道指出其中大肠病变好发于远端大肠[6]。因此在对大肠进行评估时，应以远端大肠为中心进行仔细观察。

另外，本病例为小肠黏膜广泛受损。实际上以前也报道过仅小肠黏膜呈现大范围病变的病例[8]，因此在考虑到检查的侵袭性方面，可以先行 CE 检查对小肠进行评估。小肠病变的部位无明确特征，笔者的病例为下部小肠黏膜病变较重，以后还需要积累更多的病例加以探讨。

关于病变的形态，在小肠和大肠中都呈现出多样化，多形成阿弗他样病变或小型溃疡或比较大范围的地图状溃疡，其特征为病变周边黏膜多明显发红[6]。对于消化道病变，如在活检组织中发现肉芽肿或纤维蛋白坏死性血管炎或血管外肉芽肿等改变对确定诊断是非常重要的。然而在活检组织中这些所见的检出率非常低[9]。

EGPA 的治疗以副肾上腺皮质激素为主，通常按 1mg/（kg·d）的剂量给予泼尼松龙进行治疗。本病预后不良的因素有以下几个[7]：①肾损害（肌酐值在 1.58mg/dL 以上）；②心功能障碍；③消化道病变；④高龄患者（65 岁以上）。对于合并这些因素的重症病例或进展较快的病例，应考虑将类固醇脉冲疗法和环磷酰胺联合应用。另外，对于难治性末梢神经炎或合并心功能损害的病例，可以给予球蛋白冲击疗法。消化道病变基本都为多发，因此即使出血的病例通过药物疗法也可以控制出血。

结语

本文报告了 1 例小肠黏膜广泛发生病变的 EGPA 病例。由于 EGPA 的消化道病变可引起出血或穿孔，因此应对包括小肠在内的全消化道进行检查。

参考文献

[1] Churg J, Strauss L. Allergic granulomatosis, allergic angiitis and periarteritis nodosa. Am J Pathol 27:277-301, 1951

[2] 天野宏一. 好酸球性多発血管炎性肉芽腫症. 医のあゆみ 263:517-520, 2017

[3] Jennette JC, Falk RJ, Bacon PA, et al. 2012 revised International Chapel Hill Consensus Conference Nomenclature of Vasculitides. Arthritis Rheum 65:1-11, 2013

[4] Sada K, Amano K, Uehara R, et al. A nationwide survey on the epidemiology and clinical features of eosinophilic granulomatosis with polyangiitis (Churg-Strauss) in Japan. Mod Rheumatol 24:640-644, 2014

[5] Mouthon L, Dunogue B, Guillevin L. Diagnosis and classification of eosinophilic granulomatosis with polyangiitis (formerly named Churg-Strauss syndrome). J Autoimmun 48-49:99-103, 2014

[6] 岡本康治, 蔵原晃一, 江崎幹宏, 他. 血管炎による消化管病変の臨床診断—好酸球性多発血管炎性肉芽腫症(Churg-Strauss症候群). 胃と腸 50:1372-1380, 2015

[7] Guillevin L, Pagnoux C, Seror R, et al. The Five-Factor Score

revisited : assessment of prognoses of systemic necrotizing vasculitides based on the French Vasculitis Study Group (FVSG) cohort. Medicine 90:19-27, 2011
[8] 濱田匠平, 永松諒介, 吉村大輔他. 小腸病変の診断にカプセル内視鏡検査が有用であった好酸球性多発血管炎性肉芽腫症(Churg-Strauss症候群)の1例. 胃と腸 50:1420-1424, 2015
[9] 池田真, 小林茂人. Churg-Strauss症候群の診断と治療—最新の知見. 医のあゆみ 214:85-89, 2005

Summary

Eosinophilic Granulomatosis with Polyangiitis Presenting Multiple Ulcerative Lesions in the Small Intestine, Report of a Case

Takahide Tanaka[1], Motohiro Esaki, Atsushi Hirano, Yuta Fuyuno, Shin Fujioka, Yasuharu Okamoto, Junji Umeno, Takahiro Torisu, Tomohiro Moriyama, Yoshifumi Hori[2], Minako Fujiwara, Takanari Kitazono[1]

A 60-year-old man with a 1-year history of bronchial asthma was referred to our institution owing to lower abdominal pain, diarrhea, and numbness of the upper and lower extremities. While esophagogastroduodenoscopy revealed multiple reddish mucosa and erosions in the jejunum, a biopsy of the jejunal mucosa detected dense eosinophilic infiltration in the submucosa. In addition, capsule endoscopy and double-balloon enteroscopy findings determined multiple erosions and ulcers of variable sizes along with adjoining reddish mucosa throughout the small intestine. Subsequently, the patient was diagnosed with eosinophilic granulomatosis with polyangiitis on the basis of the combination of bronchial asthma, eosinophilia, and multiple mononeuropathy. Accordingly, we initiated therapy with the administration of oral prednisolone (50mg/day) and intravenous cyclophosphamide (500mg/m^2), which resulted in significant improvement of the small intestinal lesions.

[1] Department of Medicine and Clinical Science, Graduate School of Medical Sciences, Kyushu University, Fukuoka, Japan
[2] Department of Health Science, Faculty of Medical Sciences, Kyushu University, Fukuoka, Japan

早期胃癌研讨会病例

形态特殊的胃底腺黏膜型胃癌 1 例

久米井 伸介[1]　野口 纮嗣[2]　渡边 龙之[1]
久米 惠一郎　芳川 一郎[3]　中山 敏幸[2]
原田 大[1]

张惠晶　译

早期胃癌研讨会病例（2017 年 6 月）
[1] 产业医科大学第 3 内科学
〒 807-8555 北九州市八幡西区医生之丘 1-1
E-mail：shkumei@med.uoeh-u.ac.jp
[2] 同　第 2 病理学
[3] 产业医科大学医院内镜科

摘要●患者为 70 多岁女性。于外院行上消化道内镜检查，在胃体上部大弯侧发现一处隆起性病变，为进一步精查而就诊于笔者所在医院。病变表面光滑，边缘隆起呈黏膜下肿瘤样，中央可见界限清晰的凹陷部，凹陷中央部可见自下发育而来的 villi 样凹凸状的隆起。活检病理结果为胃底腺型胃癌，由于属于非典型病例，以诊断和治疗为目的进行了经内镜黏膜下层剥离术。病理组织学所见显示肿瘤部黏膜肌层缺失，从黏膜表层至深部均可见肿瘤细胞的增殖。肿瘤由 Ⅰ 型胃蛋白酶原（pepsinogen Ⅰ）阳性、MUC6 和 MUC5AC 阳性的细胞构成，因此诊断为胃底腺黏膜型胃癌。

关键词　胃底腺黏膜型胃癌　黏膜下肿瘤　胃黏膜疝　内翻性增殖

前言

胃底腺型胃癌的表面覆盖非肿瘤性的腺窝上皮，而近年发现一种既呈胃底腺细胞样分化，又呈 MUC5AC 阳性腺窝上皮分化样的病变，田等[1]在报道中将这种病变命名为胃底腺黏膜型胃癌。本文将介绍笔者自己诊治的 1 例形态特殊的胃底腺黏膜型胃癌。

病例

患者：70 多岁，女性。

主诉：无特殊。

既往史：无特殊。

家族史：无特殊。

现病史：外院行上消化道内镜检查（esophagogastroduodenoscopy；EGD）时于胃体上部大弯侧发现一隆起性病变，因病理活检诊断为胃底腺型胃癌，为进一步精查及治疗而就诊于笔者所在医院。

入院时体格检查：身高 144cm，体重 49.5kg，体温 36.2℃，血压 140/76mmHg，脉搏 80 次 /min，神清语明，睑结膜无贫血，巩膜无黄染。心肺无异常。腹平坦，质软，无压痛。肝脾未触及，肿瘤包块未触及。浅表淋巴结未触及。

入院时检查所见（表 1） 血生化检查无特殊异常结果，CEA、CA19-9 均正常。血清 *H.pylori*（*Helicobacter pylori*）抗体阳性。

EGD 所见 胃体上部大弯侧可见一 10 ~ 15mm 大小的肿瘤，病变表面光滑，边缘隆起呈黏膜下肿瘤样（submucosal tumor；SMT）

表 1 入院检查结果

CBC		生化		Cre	0.63mg/dL
WBC	8200/μL	TB	0.9mg/dL	Na	142mEq/L
RBC	431 × 10^4/μL	D-Bil	0.2mg/dL	K	3.8mEq/L
Hb	13.4g/dL	AST	19 IU/L	Cl	103mEq/L
MCV	93.3 $μm^3$	ALT	19 IU/L	肿瘤标记物	
Plt	29.7 × 10^4/μL	TP	7.3g/dL	CEA	2.6ng/mL
血清学		Alb	3.8g/dL	CA19-9	15U/mL
CRP	0.14mg/dL	ALP	245 IU/L	AFP	2.4ng/mL
凝血		γGPT	17 IU/L	感染	
PT%	100%	LDH	217 IU/L	*H.pylori* 抗体	29U/mL
ARTT	31.5 s	BUN	14mg/dL		

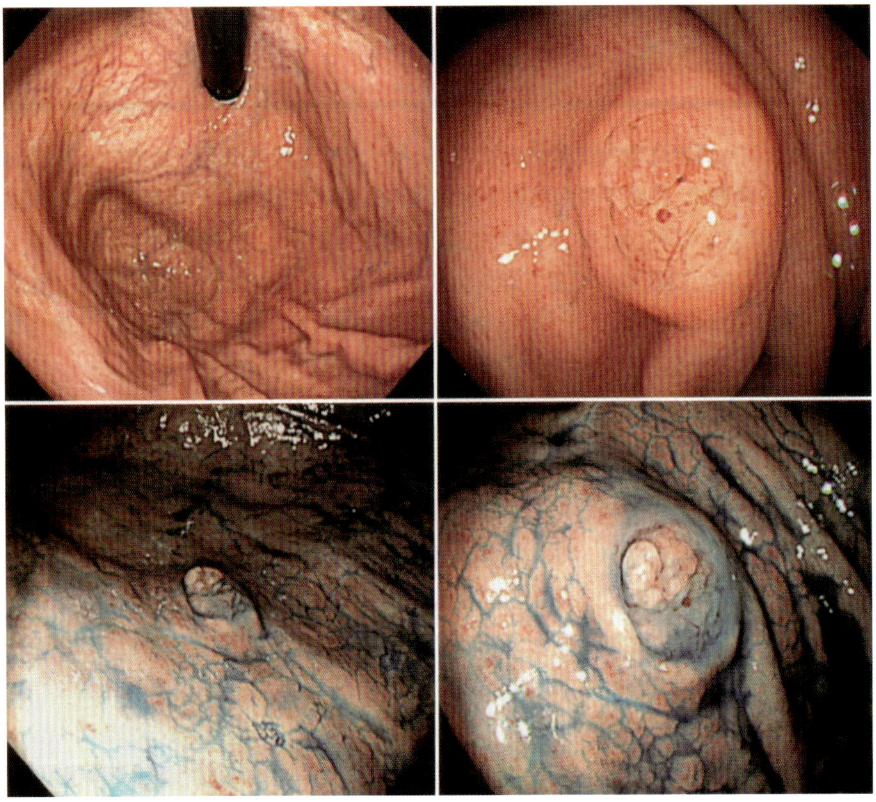

a	b
c	d

图 1 EGD 所见

a, b 白光内镜图像。胃体上部大弯侧可见一处 10 ~ 15mm 大小的表面光滑、边缘呈 SMT 样隆起的凹陷性病变。

c, d 靛胭脂染色图像。凹陷呈裂隙状，凹陷中央可见自下方发育而来的 villi 样的颗粒状隆起。

（**图 1a、b**）。病变中央呈界限清晰的裂隙样凹陷，凹陷中央部可见自下方发育而来的 villi 样的颗粒状隆起（**图 1c、d**）。

NBI（narrow band imaging）所见 边缘隆起覆盖正常黏膜，凹陷内颗粒状的肿瘤呈 VEC（vessel within epithelial circle）pattern 样结构。肿瘤

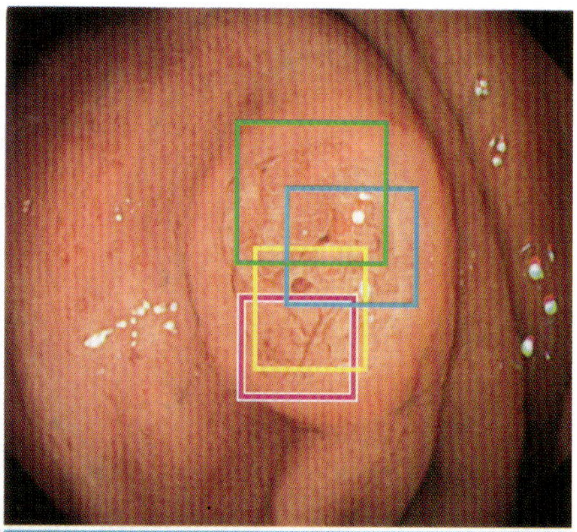

图 2 NBI 所见

a 不同颜色方框标记的位置与 b ~ e 的放大内镜图像相对应。

b ~ e 边缘隆起覆盖正常黏膜，病变部分以裂隙状的陷凹为边界，即为 DL。凹陷内颗粒状的肿瘤呈 VEC pattern 样结构，内部可见呈树枝状扩张轻度不规则的微小血管。因不规则 MV pattern + 不规则 MS pattern with DL，诊断为癌。

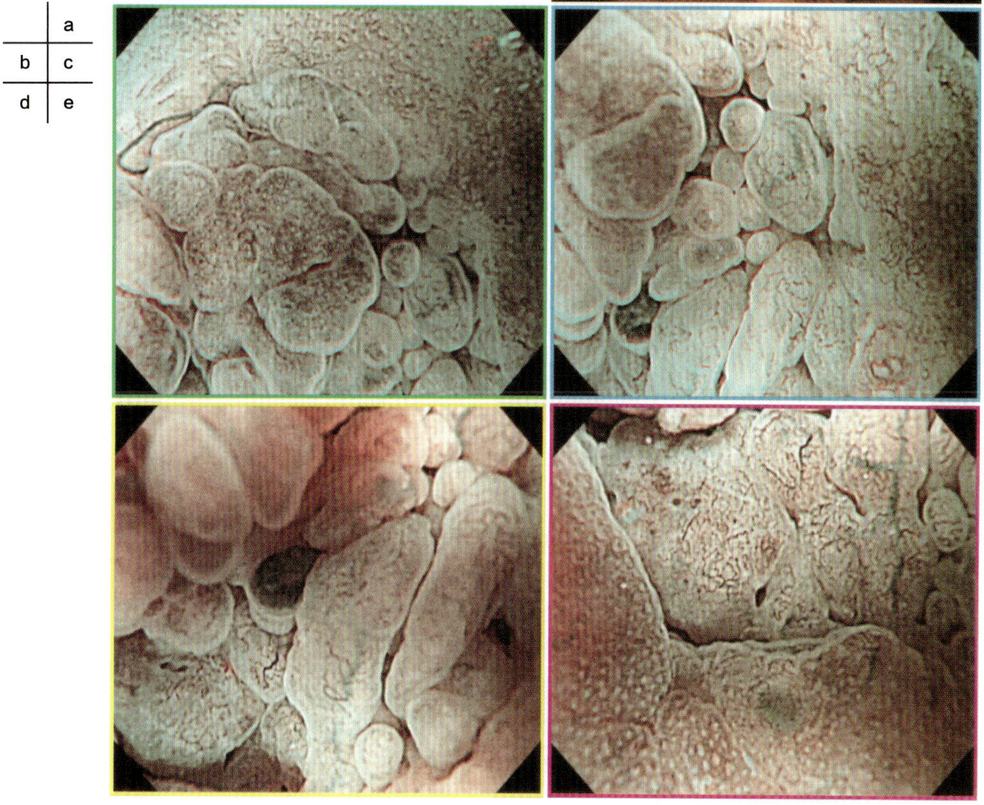

表面的血管由呈树枝状扩张的微小血管构成。由于存在不规则 MS（microsurface）pattern，不规则 MV（microvascular）pattern 及 DL（demarcation line），故怀疑乳头状的表面构造为癌（**图 2**）。

超声内镜（endoscopic ultrasonography；EUS）所见 局部第 3 层变薄，提示 SM 浸润（**图 3**）。

活检组织所见（初次 EGD 时） 于病变凹陷处取活检组织 1 块，胃黏膜固有层内可见胃底腺黏膜型胃癌（**图 4**）。

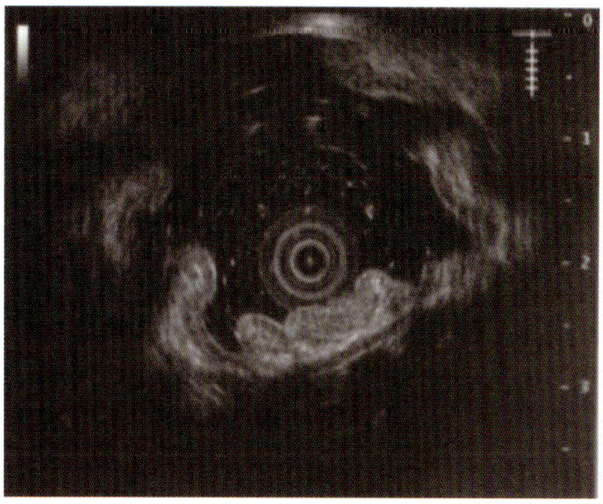

图 3 通过 20MHz 的微型探头 EUS 所见，局部第 3 层变薄，提示 SM 层浸润

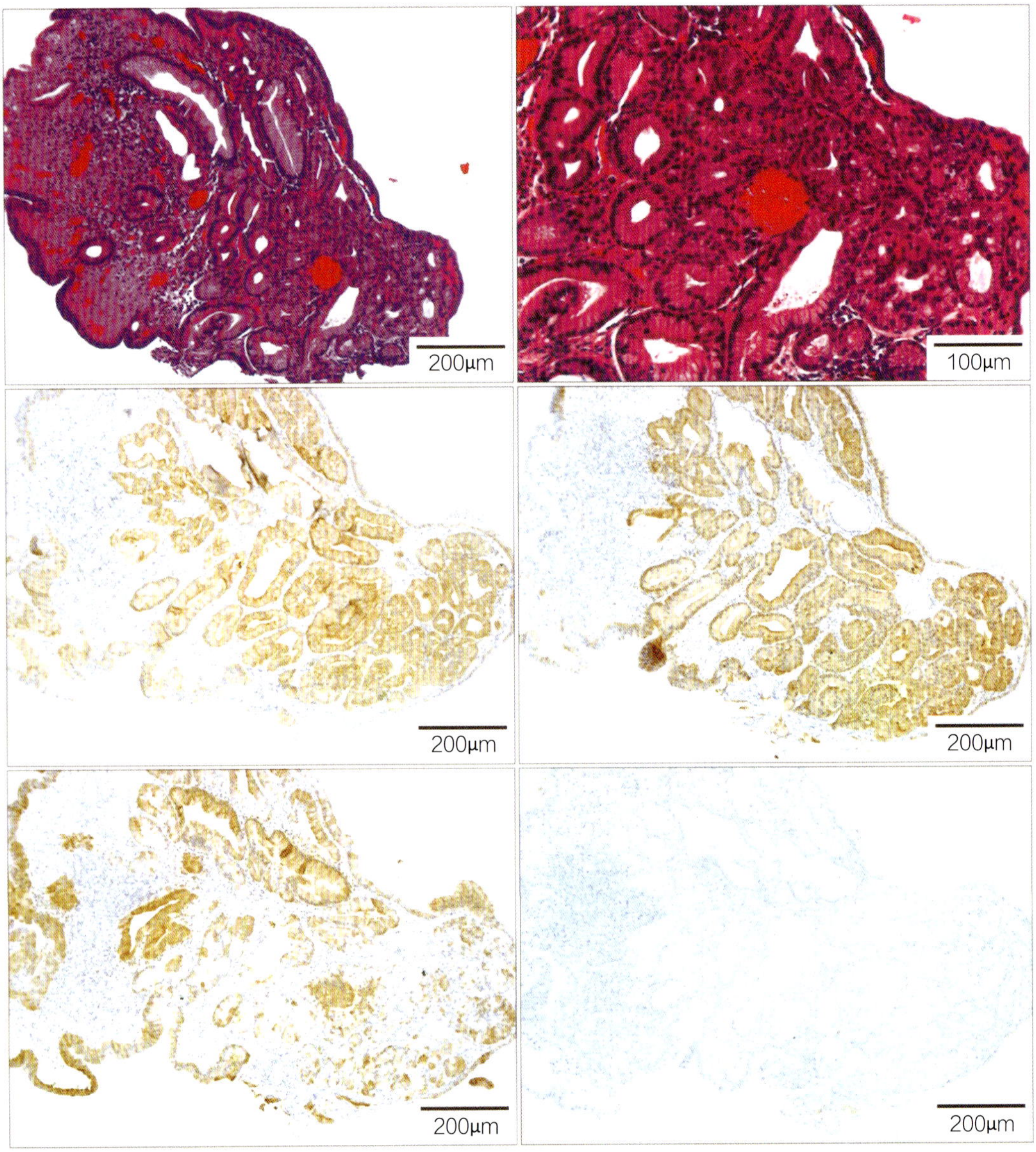

a	b
c	d
e	f

图 4 活检组织图像

a 活检组织的低倍放大图像（HE 染色）

b 活检组织的中倍放大图像（HE 染色）。可见由丰富细胞质的腺上皮细胞构成的中小腺管结构密集增生。

c MUC5AC 免疫组织化学染色图像。大部分的异型腺细胞呈阳性。

d MUC6 免疫组织化学染色图像。阳性的异型腺细胞同 MUC5AC 阳性细胞分布一致。

e pepsinogen Ⅰ免疫组织化学染色图像。部分异型腺细胞呈阳性。

f H^+/K^+-ATPase 免疫组织化学染色图像。异型腺细胞呈阴性。

临床诊治经过 征得本人及家属知情同意后，施行了以诊断和治疗为目的的经内镜黏膜下层剥离术（endoscopic submucosal dissection；ESD）。将内镜图像与切除组织进行了对比。如**图 5** 所示，将切除组织还原后进行病理组织学检索。

ESD 标本病理组织学所见 组织学上，具有丰富细胞质的腺上皮细胞呈大小不同的不规则腺管样结构增殖，其由腺窝上皮及向主细胞、副

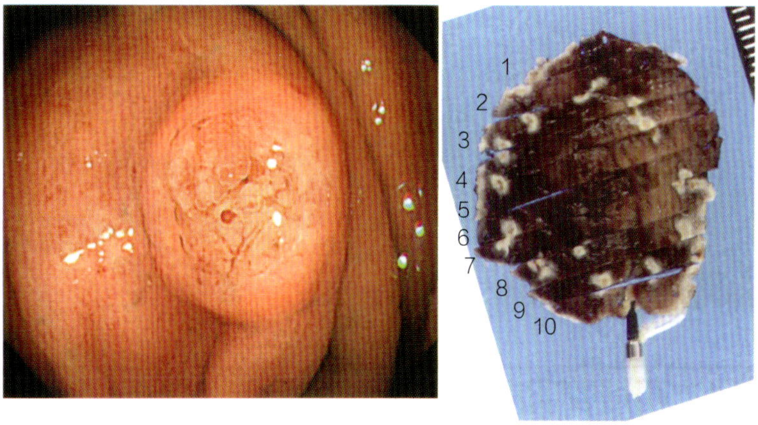

a | b

图5 内镜图像与切除组织的对比
a 病变的内镜图像。
b 固定标本的分割图像。

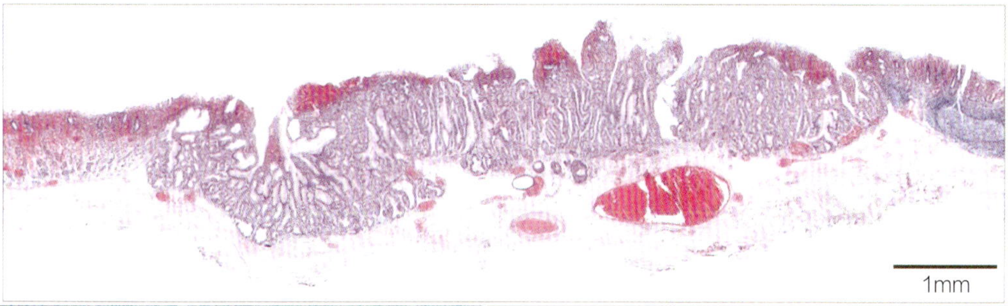

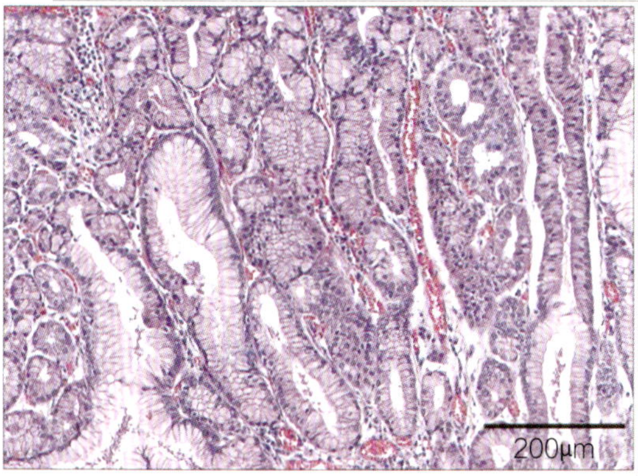

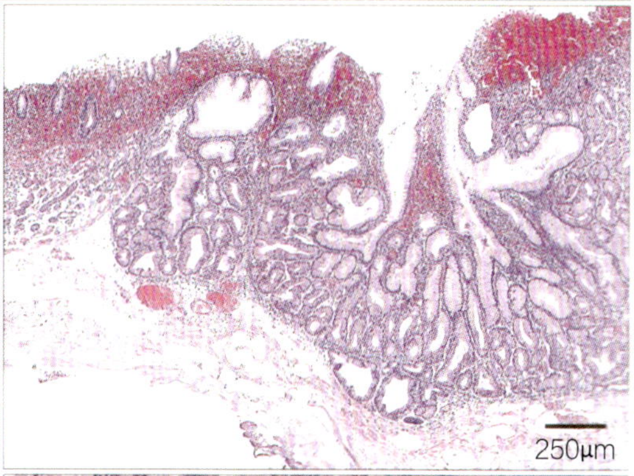

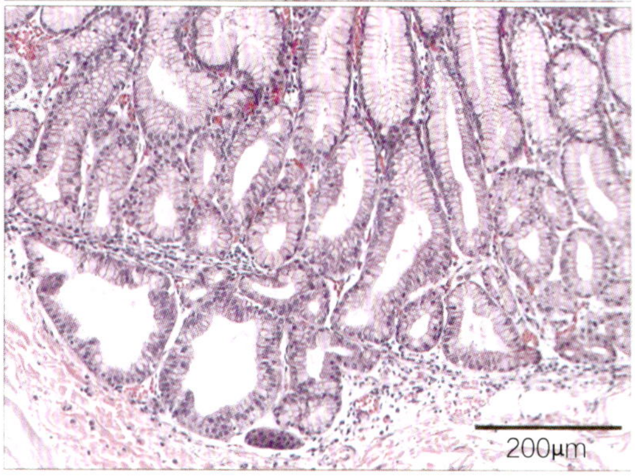

a	
b	c
	d

图6 切除标本的病理组织学所见（切片 6，HE 染色）
a 低倍放大图像。呈内翻性增殖的病变。
b 高倍放大图像。具有丰富细胞质的腺上皮细胞呈不规则的管状结构密集增殖。
c 中倍放大图像。可见潜伏于正常黏膜下的异常增殖。
d 高倍放大图像。局部可见肿瘤细胞增殖巢向黏膜下层呈出芽样增殖，考虑为浸润性增殖。

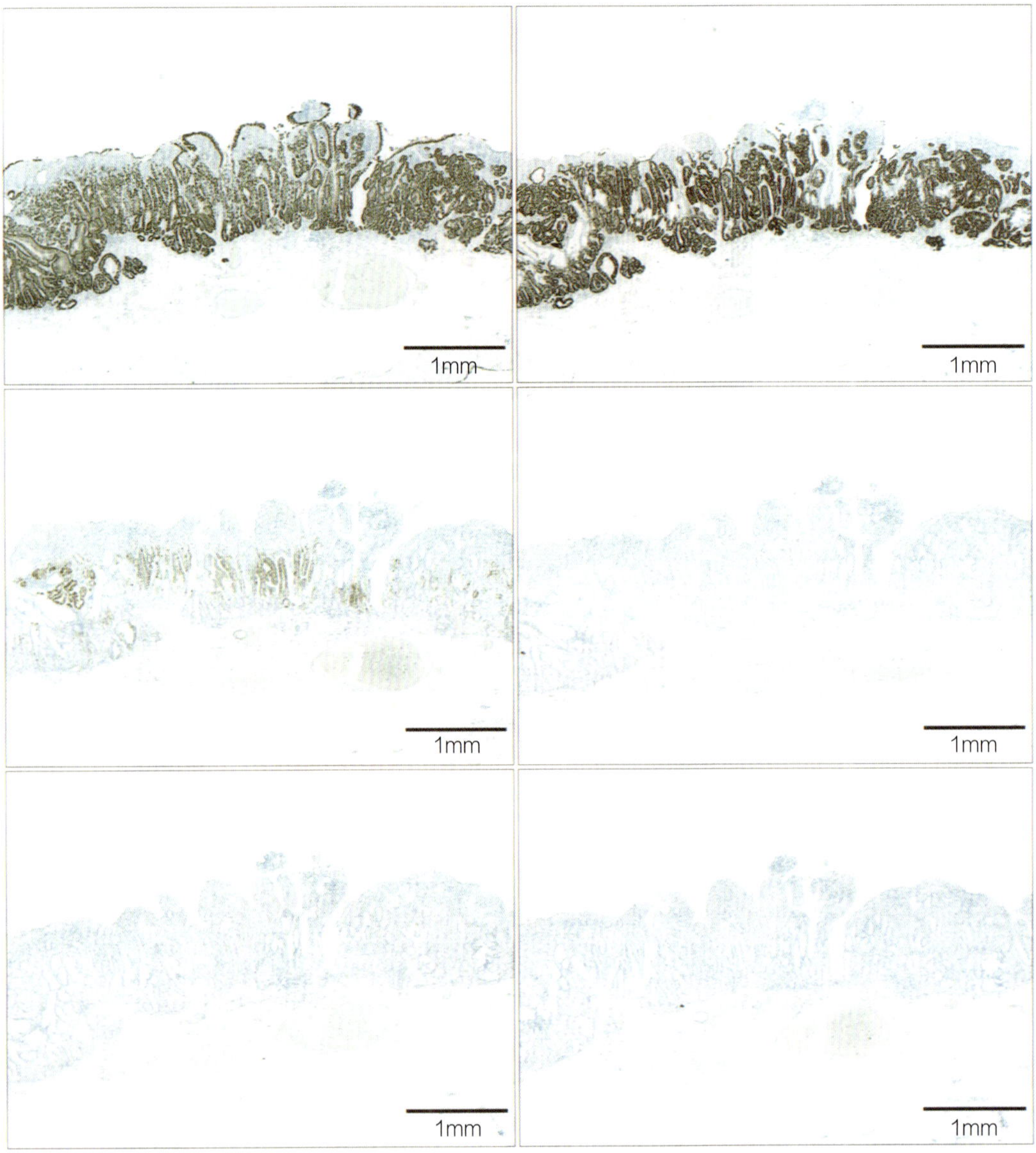

a	b
c	d
e	f

图7 免疫组织化学染色所见
a MUC5AC 免疫组织化学染色图像。大部分的异型腺细胞呈阳性。
b MUC6 免疫组织化学染色图像。大部分的异型腺细胞呈阳性。
c pepsinogen I 免疫组织化学染色图像。中层至深层的异型腺细胞呈阳性。
d MUC1 免疫组织化学染色图像。异型腺细胞呈阴性。
e MUC2 免疫组织化学染色图像。异型腺细胞呈阴性。
f H^+/K^+-ATPase 免疫组织化学染色图像。异型腺细胞呈阴性。

细胞分化的异型腺细胞构成（**图6a、b**）。肿瘤的边缘向正常黏膜上皮下呈潜入性增长，从整体上来看呈内翻式的“杯子状”增殖（**图6a、c**）。病变深部呈界限明了的压迫性增殖像，局部呈出芽样向黏膜下层浸润（**图6d**）。

免疫组织化学染色所见 肿瘤细胞 MUC5AC（**图7a**）、MUC6（**图7b**）弥漫阳性，尚混有 pepsinogen I 阳性细胞（**图7c**），而 MUC1

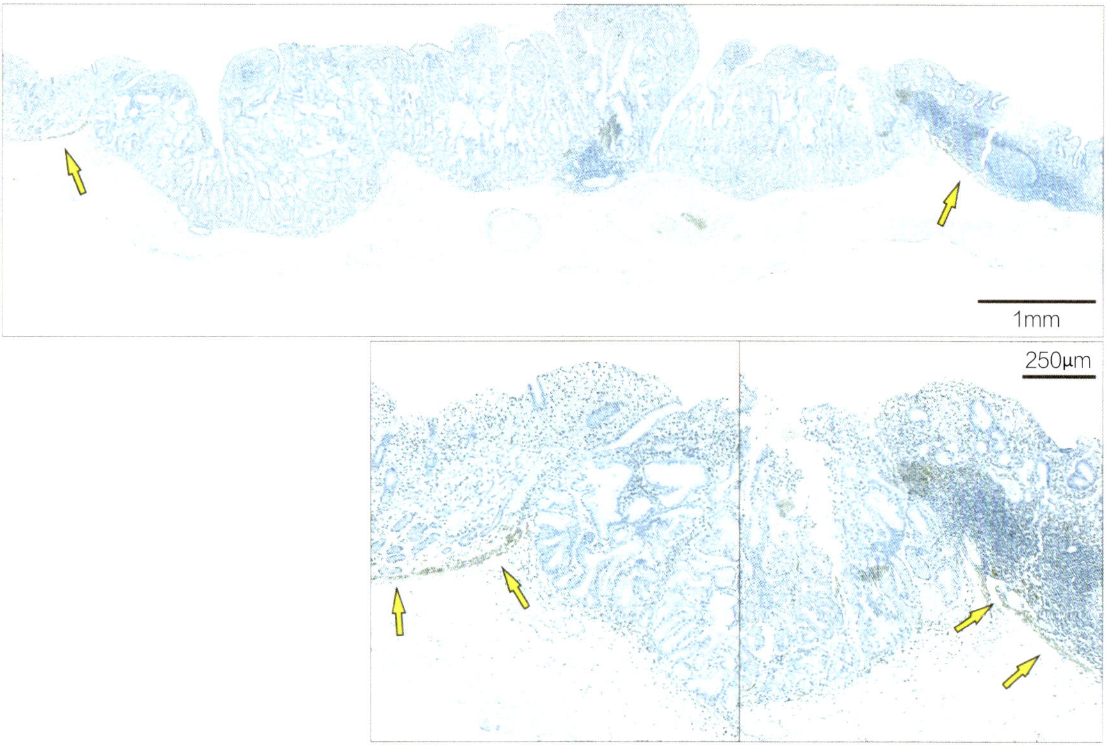

g
h

图7 （续）
g desmin 免疫组织化学染色图像（低倍放大）。自肿瘤边缘起黏膜肌层上抬，其顶端消失（黄色箭头）。
h desmin 免疫组织化学染色图像（中倍放大）。黏膜肌层消失（黄色箭头）。

（**图 7d**）、MUC2（**图 7e**）、H^+/K^+–ATPase（**图 7f**）染色均呈阴性。胃底腺黏膜型胃癌是一种呈多种分化样式的肿瘤，其表层为分化成 MUC5AC 阳性腺窝上皮的肿瘤成分，深部为分化成 MUC6 阳性副细胞的肿瘤成分，本病例肿瘤全层都可见 MUC5AC 及 MUC6 阳性细胞，诊断为副细胞优势型胃底腺黏膜型胃癌。免疫组织化学染色后，呈压迫性增殖部位 desmin 阳性的黏膜肌层消失，与其说随着肿瘤浸润造成的黏膜肌层破坏，更可以认为是黏膜固有层向黏膜肌层的疝入像（**图 7g、h**）。

讨论

胃底腺型胃癌是 *H.pylori* 阴性胃癌的代表性病变之一。胃底腺型胃癌是由 Ueyama 等[2]在 2010 年首先提出的一种胃癌组织亚型，随着病例数的不断增加现在越来越引起关注。一般来说，胃底腺型胃癌的表面被覆非肿瘤性的腺窝上皮，但近年来发现的病变除了胃底腺细胞样分化，还存在类似于 MUC5AC 阳性腺窝上皮的分化，田边等[1]在报告中将这些病变命名为胃底腺黏膜型胃癌。将不包括胃底腺黏膜型胃癌的胃底腺型胃癌定义为狭义的胃底腺型胃癌，狭义的胃底腺型胃癌多为主细胞优势型（pepsinogen Ⅰ优势），而胃底腺黏膜型胃癌多为副细胞混合型（MUC6 优势）或主 / 副细胞混合型，两种病变只在免疫组织化学方面存在差异。胃底腺黏膜型胃癌与狭义的胃底腺型胃癌相比，肿瘤的平均直径多较大，也多出现黏膜下层浸润，因此考虑胃底腺黏膜型胃癌的增殖可能比较快[1]。另外，藤原等[3]的报告指出，与狭义的胃底腺型胃癌不同，胃底腺黏膜型胃癌的 NBI 放大内镜所见与以往的胃癌所见一样具有明确的 DL 及其内侧的 irregular MS 和 / 或不规则 MV pattern。这点与狭义的胃底腺型胃癌不同，也反映出胃底腺黏膜型胃癌中类似于腺窝上皮的肿瘤细胞露出于黏膜表面[4]。

本病例经免疫组织化学染色后，H^+/K^+-ATPase 呈阴性，pepsinogen Ⅰ阳性，MUC6 阳性，属于向胃底腺分化的肿瘤。本病例 MUC5AC 染色阳性，说明也存在向腺窝上皮分化的肿瘤成分，因此诊断为胃底腺黏膜型胃癌。但与以往报告[1，3]的胃底腺黏膜型胃癌的内镜所见不同，其形态比较特殊。边缘隆起呈 SMT 样，中央呈边界非常清晰的裂隙状凹陷，凹陷内可见颗粒状隆起的肿瘤。由于肿瘤露出于病变表面，因此 NBI 放大内镜观察时可见明确的 DL 及不规则 MS pattern 和不规则 MV pattern 的胃癌所见。

本病例特殊形态的成因推测主要有两点：“发生于胃黏膜疝本身的肿瘤”和“内翻性增殖破坏黏膜肌层的肿瘤”。对此，在早期胃癌研讨会上也进行了讨论。由于与肿瘤部位一致的黏膜肌层缺失，导致露出肿瘤部分的边界呈现为非常明显的裂隙状凹陷，因此笔者认为滝泽[5]所报道的“发生于胃黏膜疝本身的肿瘤”这种说法的可能性更高一些。

另一方面，早期胃癌研讨会上也有人认为本病例为幽门腺腺瘤（胃型腺瘤）。以往的报告指出，幽门腺腺瘤也可发生于胃底腺区域，是一种以向副细胞分化为主体、表层也存在向腺窝上皮细胞分化的肿瘤。九嶋等[6]指出以幽门腺腺瘤为主体的胃肿瘤内镜下具有 4 种特征，其中的一项内镜所见“中央凹陷内伴有低缓的隆起（内翻性增殖）”与本病例相类似。九嶋等[6]报告，连续 20 例幽门腺腺瘤中有 5 例同本病例一样混有 pepsinogen Ⅰ阳性细胞，证明其向胃底腺型细胞分化。同一篇论文中的［病例 20］的内镜图像酷似本病例，也为胃底腺分化（pepsinogen Ⅰ阳性）。

也有可能对同一病变采用了不同的诊断名称，但此报告与田等[1]的报告一致，都将其称为胃底腺黏膜型胃癌。关于这两种疾病概念的异同，希望以后也能进行深入探讨。

以“胃底腺黏膜型胃癌”“gastric adenocarcinoma of fundic mucosa type”为关键词，在《中央医学》杂志及 PubMed 上进行检索，结果发现包含本病例在内的胃底腺黏膜型胃癌共 12 例[1，3，7-9]（论文汇编除外，**表 2**）。大多数病例都发生于 U 区域，肉眼分型 0-Ⅱa 最多。治疗上首选 ESD，SM 浸润发生率较高。包括本病例在内仅有 6 例进行了详细的 NBI 放大观察，6 例中的 5 例都与普通的胃癌一样符合基于 VS 分类的癌诊断标准。免疫组织化学方面，与 pepsinogen Ⅰ相比，MUC6 呈强染色的肿瘤所占比例较高。本病例除内镜所见外其他都与既往报告[1，3，7-9]的病例特征相类似。基于田边等[1]的报告，本病例似乎应归类于胃底腺黏膜型胃癌中的副细胞优势型。但由于 MUC5AC 也呈广泛阳性，说明向腺窝上皮分化也很显著，今后对于类似病例将如何分类还需继续探讨。

本病例由于特殊的发育形式，黏膜肌层与肿瘤的位置关系很难掌握，因此对于浸润深度的判断非常困难。如果认为其为内翻性增殖的胃底腺黏膜型胃癌，那么其浸润深度应相当于 SM2 癌；如果认为其为发生于胃黏膜疝本身的胃底腺黏膜型胃癌，那么浸润深度则为自凹陷处的黏膜固有层开始的距离，相当于 SM1 癌（**图 6c、d**）；如为主细胞优势型胃底腺型胃癌，那么其增殖速率较慢，肿瘤直径也较小，而向副细胞或腺窝上皮等多向分化的胃底腺黏膜型胃癌其增殖速率较快，肿瘤发育的也较大[1]。由于也有认为其为进展期胃癌的报告[7，10]，因此本病例追加了外科手术，但未见确切的癌组织残留，也未见淋巴结转移。

胃底腺型胃癌在现阶段依据《胃癌治疗指南》[11]进行治疗[12]。狭义的胃底腺型胃癌尽管浸润至黏膜下层的比例非常高，但无进展期胃癌，由于其低异型性，细胞增殖活性较低，也未见脉管侵袭及

表 2 胃底腺黏膜型胃癌的病例报告

病例	作者	出版发行(年)	年龄(岁)	性别	*H.pylori* 感染	发生部位	肉眼分型	大小(mm)	治疗	深度	VS 分型	免疫组织化学染色
1	田边等[1]	2015	54	男性	N/A	胃穹隆部	0–Ⅱa+Ⅱc	6	ESD	SM	N.A.	Pep ＞ MUC6
2	田边等[1]	2015	67	女性	阴性	胃穹隆部	0–Ⅱa	7	ESD	SM	N.A.	MUC6 ＞ Pep
3	田边等[1]	2015	74	男性	N/A	胃体上部	0–Ⅱa	5	ESD	SM	N.A.	MUC6 ＞ Pep
4	田边等[1]	2015	66	男性	阴性	胃体上部	0–Ⅱc	6	ESD	SM	N.A.	Pep=MUC6
5	田边等[1]	2015	60	男性	阴性	胃穹隆部	0–Ⅱa+Ⅱc	9	ESD	SM	N.A.	Pep=MUC6
6	田边等[1]	2015	67	女性	N/A	胃穹隆部	0–Ⅱa	6	ESD	SM	N.A.	Pep=MUC6
7	藤原等[3]	2015	74	男性	阴性	胃体上部	0–Ⅱa	4	ESD	SM	IMVP+RMSP	N.A.
8	藤原等[3]	2015	68	女性	阴性	胃穹隆部	0–Ⅱa	7	ESD	SM	IMVP+IMSP	N.A.
9	上尾等[7]	2015	62	男性	阴性	胃体下部	0–Ⅱc	44	手术	SS	IMVP+RMSP	N.A.
10	矢田等[8]	2015	40 多	男性	阳性	胃体上部	0–Ⅱb	11	手术	SM	RMVP+RMSP	MUC6 ＞ Pep
11	Takahashi 等[9]	2017	87	男性	阳性	胃体中部	0–Ⅰ（+Ⅱa）	3	ESD	M	IMVP+IMSP	Pep=MUC6
12	本病例	2018	70 多	女性	阳性	胃体上部	0–Ⅱa+Ⅱc	15	手术	SM	IMVP+IMSP	MUC6 ＞ Pep

N.A.：不可见（not available）；IMVP：不规则微血管模式（irregular microvascular pattern）；RMSP：规则微表面模式（regular microsurface pattern）；IMSP：不规则微表面模式（ir–regular microsurface pattern）；RMVP：规则微血管模式（regular microvascular pattern）；Pep：胃蛋白酶原（pepsinogen I）；ESD：内镜黏膜下剥离术（endoscopic submucosal dissection）。

复发 / 转移的病例，是预后极其良好的癌[2, 13–15]。而如前述的胃底腺黏膜型胃癌，其增殖较快[1]，也有进展期胃癌的病例报告[7]，因此需谨慎制订治疗方案及之后的随访方案。

临床概评

长南 明道（仙台厚生医院消化内镜中心）

类似于本病例这种特殊形态的疾病，考虑有 3 种情况：①发生于胃黏膜疝的肿瘤；②呈内翻性增殖的肿瘤（pyloric glands adenoma 全癌）；③黏膜下异位胃腺的开口上扬。以上各病变都好发于胃底腺区域。且不说发生于胃黏膜疝的肿瘤与内翻性增殖的肿瘤有何差异，就是以上哪两种病变鉴别起来都是很困难的。但是，黏膜下异位胃腺全周都为明显且锐利的凹陷边缘，而发生于胃黏膜疝的肿瘤及内翻性生长的肿瘤其边缘多少存在些黏膜病变，这是区别的要点。本病例 NBI 放大观察如**图 2e** 所示边缘平滑且呈锐利的裂隙状，而比较有意思的是**图 2b、c** 中局部凹陷边缘则可见黏膜病变。

另外对这 3 种病变行 EUS（endoscopic ultrasonography）检查，每种病变处的 SM 层都呈低回声区域。胃黏膜疝或内翻性增殖的黏膜病变主体都是由黏膜内陷所构成，因此 EUS 检查时与 SM 癌很难进行鉴别。而如果发现呈囊泡样扩张的无回声区，那么就可以很容易诊断为异位胃腺，但对于不伴有扩张囊腔的黏膜下异位胃腺，仍旧很难与 SM 癌区分开来。“内镜观察中像质软的 M 癌，而行 EUS 观察则诊断为 SM 癌”。因此，在实际工作中遇到两种检查之间存在这种偏差时，就应该警惕本疾病了。

病理概评

八尾隆史 （顺天堂大学大学院医学研究科人体病理学）

2010年笔者等[1]报道了一种新的组织学分型——胃底腺型胃癌，最初是以向胃底腺（主要为主细胞）分化为主体的病变。当时对于胃肿瘤来说几乎不检查是否向胃底腺分化。目前随着主细胞标志物（pepsinogen Ⅰ）和壁细胞标志物（H^+/K^+–ATPase）免疫组织化学检查法的广泛应用，可以诊断各种类型向胃底腺分化的肿瘤。本病例不仅向胃底腺分化，还向副细胞及腺窝上皮分化，相当于所谓的“胃底腺黏膜型”。笔者们当初将这种“胃底腺黏膜型胃癌”也当作胃底腺型胃癌，但之后收集的“胃底腺黏膜型胃癌”病例，病灶更大，SM浸润距离更深，脉管侵袭阳性率更高，少数还出现了壁内转移或淋巴结转移，可以看出较单纯的胃底腺型胃癌恶性度高[2]，现在来看，有必要与单纯的胃底腺型胃癌区别开。但是，由于目前的病例数还很少，因此包括田边等[3]分类的妥当性在内，关于这些亚分类问题，以后有待进一步探讨。有必要确立一种对内镜的鉴别诊断及生物学恶性度的判定来说都简洁易懂的分类方法，为此需要发现及收集更多的“胃底腺黏膜型胃癌”病例。

参考文献

[1] Ueyama H, Yao T, Nakashima Y, et al. Gastric adenocarcinoma of fundic gland type (chief cell predominant type): proposal for a new entity of gastric adenocarcinoma. Am J Surg Pathol 34:609-619, 2010

[2] 上山浩也, 八尾隆史, 渡辺純夫. 胃底腺型胃癌の高悪性度組織亜型·胃底腺粘膜型胃癌の臨床病理学的特徵. Gastroenterol Endosc 58(Suppl 2):1788, 2016

[3] 田邉寛, 岩下明德, 池田圭祐, 他. 胃底腺型胃癌の病理組織学的特徵. 胃と腸 50:1469-1479, 2015

病理概评

九嶋亮治 滋贺医科大学临床检验医学教研室（附属医院病理诊断科）

与本病变类似的，伴有SMT样边缘隆起、中央呈火山口样凹陷、内部可见绒毛/乳头样突出的病变在早期胃癌研讨会上经常被提及。大多数轻易地报告为“发生于黏膜下异位胃腺的XX型癌”。

虽未显示出浸润性/破坏性的增殖，但以黏膜下层为主（内翻性生长）的上皮性病变的形成往往成为问题所在。即使是非肿瘤性的上皮也可以潜入深部生长。在滝泽[1]的著作（介绍本病例时也引用过）中将这种生长方式的病变分为3种：①异位性胃黏膜（黏膜下异位胃腺）；②胃憩室；③黏膜固有层疝。①是因黏膜的慢性炎症等导致上皮滑入黏膜下，其变化类似于胆囊的Rokitansky–Aschoff窦或膀胱的brunn epithelial nests。②是一种包括黏膜肌层在内的全层黏膜陷入的病态过程。③是于黏膜肌层发育不良的部位发生黏膜内陷。由于肿瘤性病变也形成与非肿瘤性（正常）黏膜同样的形态，因此本病例可以考虑为③的黏膜固有层疝。

笔者们依据田边等[2]将本例肿瘤报告为“胃底腺黏膜型胃癌”。在早期胃癌研讨会上，有病理医生提议此病例应该称为幽门腺腺瘤（胃型腺瘤），但也有内镜医生提出应该为“内翻性生长的胃型腺瘤”[3]。胃型腺瘤，其名头应为“幽门腺”，好发于胃底腺区域黏膜或十二指肠球部，是由颈部黏液细胞（副细胞）至主细胞系的细胞构成的腺管所形成的肿瘤，其特征为向表层分化为腺窝上皮细胞，这两种诊断也可能是对同一种病变的不同的叫法。另外，还应该知道“低异型度胃型肿瘤”这一病变，其发生在胃或十二指肠球部，与“所谓的”幽门腺腺瘤或胃底腺（黏膜）型腺癌存在同样的基因变异，属于同一谱系。

无论如何，本病例报告是在充分考虑了病变的大体形态及病理组织学细胞分化情况的基础上做出的一份非常有价值且完美的病例报告。

参考文献

[1] 滝澤登一郎. 胃の病理形態学. 医学書院, pp 23-25, 2003
[2]田邉寛, 岩下明德, 池田圭祐, 他. 胃底腺型胃癌の病理組織学的特徵. 胃と腸 50:1469-1479, 2015
[3]九嶋亮治, 松原亜季子, 吉永繁高, 他. 胃型腺腫の臨床病理学的特徴—内視鏡像, 組織発生, 遺伝子変異と癌化. 胃と腸 49:1838-1849, 2014

结语

近年来，关于狭义的胃底腺型胃癌及胃底腺黏膜型胃癌的报告逐年增多，今后更需重视此类病例的积累和解析，这对于疾病恶性度的分析及治疗方针的确立是非常重要的。

参考文献

[1]田邉寛, 岩下明德, 池田圭祐, 他. 胃底腺型胃癌の病理組織学的特徵. 胃と腸 50:1469-1479, 2015
[2] Ueyama H, Yao T, Nakashima Y, et al. Gastric adenocarcinoma of fundic gland type (chief cell predominant type) : proposal for a new entity of gastric adenocarcinoma. Am J Surg Pathol 34:609-619, 2010
[3]藤原昌子, 八尾建史, 今村健太郎, 他. 胃底腺型胃癌と胃底腺粘膜型胃癌の通常内視鏡・NBI併用拡大内視鏡所見. 胃と腸 50:1548-1558, 2015
[4]八板弘樹, 蔵原晃一, 大城由美, 他. *H. pylori*陰性分化型胃癌. G.I.Res 24:362-367, 2016
[5]滝澤登一郎. 胃の病理形態学. 医学書院, pp 23-25, 2003
[6]九嶋亮治, 松原亜季子, 吉永繁高, 他. 胃型腺腫の臨床病理学的特徴—内視鏡像, 組織発生, 遺伝子変異と癌化. 胃と腸 49:1838-1849, 2014
[7]上尾哲也, 米増博俊, 石田哲也, 他. 漿膜下層に脈管侵襲を認めた進行胃底腺型胃癌の1例. 胃と腸 50:1566-1572, 2015
[8]矢田智之, 池上友梨佳, 福永高之, 他. 腺窩上皮や粘液腺への分化が目立った胃底腺型胃癌の1例. 胃と腸 50:1573-1580, 2015
[9]Takahashi K, Fujiya M, Ichihara S, et al. Inverted gastric adenocarcinoma of fundic gland mucosa type colliding with well differentiated adenocarcinoma. Medicine 96: e7080, 2017
[10]八尾隆史, 上山浩也, 上尾哲也, 他. *Helicobacter pylori*陰性の胃底腺粘膜関連腫瘍—胃底腺型胃癌と胃底腺ポリープの腫瘍化. 胃と腸 49:874-880, 2014
[11]日本胃癌学会(編). 胃癌治療ガイドライン, 第4版. 金原出版, 2014
[12]田中雅樹, 下田忠和, 小野裕之, 他. 腫瘍性疾患—胃底腺型胃癌. 胃と腸 50:745-750, 2015
[13]Fukatsu H, Miyoshi H, Ishiki K, et al. Gastric adenocarcinoma of fundic gland type (chief cell predominant type) treated with endoscopic aspiration mucosectomy. Dig Endosc 23:244-246, 2011
[14] Park ES, Kim YE, Park CK, et al. Gastric adenocarcinoma of fundic gland type : report of three cases. Korean J Pathol 46:287-291, 2012
[15] Abe T, Nagai T, Fukunaga J, et al. Long-term follow-up of gastric adenocarcinoma with chief cell differentiation using upper gastrointestinal tract endoscopy. Intern Med 52:1585-1588, 2013

Summary

Gastric Adenocarcinoma of the Fundic Mucosa Type with a Peculiar Appearance, Report of a Case

Shinsuke Kumei[1], Hirotsugu Noguchi[2], Tatsuyuki Watanabe[1], Keiichiro Kume, Ichiro Yoshikawa[3], Toshiyuki Nakayama[2], Masaru Harada[1]

A 70-year-old woman was referred to our hospital for undergoing further evaluation of a gastric lesion. The lesion was located at the greater curvature of the gastric body ; it was an elevated lesion and had a subepithelial tumor like-appearance and a clear depression at the top. A villi-like elevated tumor was noted in the depression area. Although a histological examination of the biopsy sample revealed a gastric adenocarcinoma of the fundic gland type, the lesion had atypical endoscopic findings. We performed endoscopic submucosal dissection as a therapeutic diagnosis. Histologically, adenocarcinoma of the fundic gland type without lamina muscularis mucosae was observed. Immunohistochemical analysis revealed that the tumor cells stained positive for Pepsinogen I, MUC6, and MUC5AC. Thus, this lesion was diagnosed as a gastric adenocarcinoma of the fundic mucosa type.

[1]The Third Department of Internal Medicine, University of Occupational and Environmental Health, Kitakyushu, Japan
[2]Department of Pathology, University of Occupational and Environmental Health, Kitakyushu, Japan
[3]Department of Endoscopy, University of Occupational and Environmental Health, Kitakyushu, Japan

早期胃癌研讨会

选自2017年9月的例会

小山 恒男[1]　　松田 圭二[2]

张惠晶　译

[1] 佐久医疗中心内镜科
[2] 帝京大学外科

2017年9月份的早期胃癌研讨会于9月20日在世川纪念会馆2楼国际会议厅举行。主持人吉永繁高（国立癌研究中心内镜科）由于身体原因缺席本次会议，由小山 恒男（佐久医疗中心内镜科）、松田 圭二（帝京大学外科）、海崎泰治（福井县立医院病理诊断科）担当主持。另外，会议期间，还举行了第23届白璧奖及第42届村上纪念《胃和肠》奖的颁奖典礼。

[第1例] 40多岁，男性。小肠GIST（病例提供者：帝京大学内科 三木淳史）。

主诉为黑便。施行了上消化道造影检查和小肠内镜检查。川崎（岩手医科大学医学部内科学教研室消化内科消化道分部）和三上（神户市立医疗中心西市民医院消化内科）负责读片。首先就上消化道X线造影图像（**图1a**），川崎发言：空肠可见一3.5cm的透明隆起性病变，由于病变边缘规整呈套叠样，且表面伴有糜烂、似黏膜下肿瘤样改变，因此考虑可能为炎性类纤维性息肉（inflammatory fibroid polyp；IFP）、异位胰腺或恶性黑色素瘤。与以上3种疾病所见同样的还有GIST（gastrointestinal stromal tumor）和脂肪瘤，需要进行鉴别。接下来关于小肠内镜图像（**图1b**），川崎发言：由于病变中央呈深凹陷，皱襞向中间聚集，隆起处也存在血管扩张，病变边缘上皮正常，综合以上考虑诊断为异位胰腺。三上则认为：由于病变边缘血管扩张明显，而中央部血管呈扭曲状，因此考虑为血管瘤。赤松（长野县立信州医疗中心内镜中心）认为：血管扩张

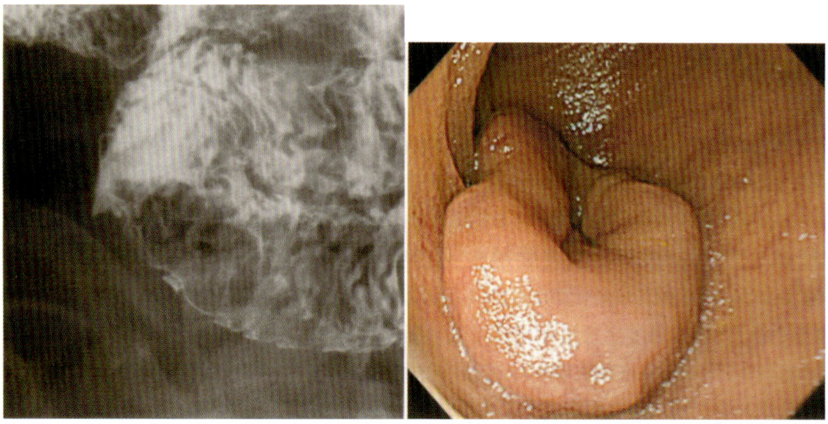

1a | 1b

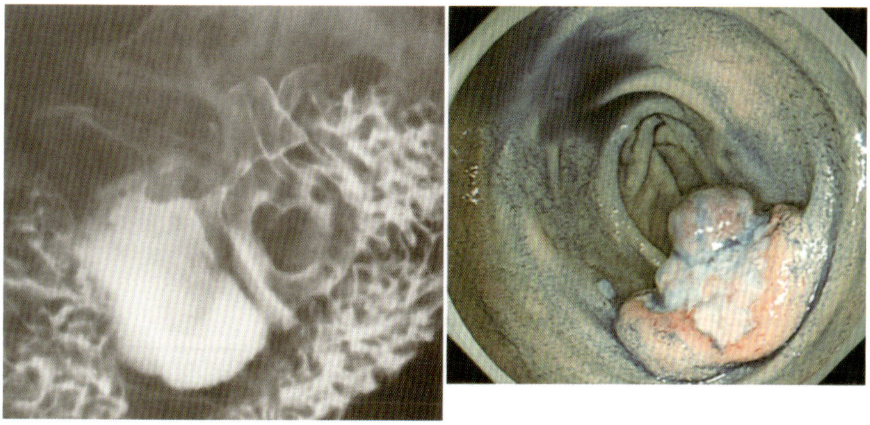

2a | 2b

为继发性变化，此病例应该是引起肠套叠的黏膜下肿瘤。

东海林（帝京大学医学部附属医院病理诊断科）负责病理。从肿瘤凹陷部取材的活检组织可见 c-kit 阳性的纺锤形细胞，诊断为 GIST。本病例采取了腹腔镜辅助下的小肠切除术，术后标本病理提示，肿瘤主要位于固有肌层，黏膜下层也存在结节状增生，并且黏膜下层受挤压而上移，纺锤形细胞呈交错束状增殖，核分裂象为 1/50 HPFs。免疫组化染色，c-kit 阳性，DOG1 阳性，CD34、S100、desmin 及 α-SMA 均阴性，ki-67 指数为 2%，风险度分类（Fletcher 分类）为低风险，UICC 为 Stage I。

之后，清水（大阪铁道医院消化内科）指出不是肠套叠，并且提到了病例提供方的三木在检查时也认为不是肠套叠。松本（岩手医科大学医学部内科学教研室消化内科消化道分部）则指出：之所以看上去像肠套叠是由于管外发育型肿瘤被肠系膜包裹，所以看起来像钡剂在此处滞留所造成的。在播放 X 线造影图像时应该提示按照拍摄的顺序进行展示，这是作为主持所应该反省的。

［第 2 例］ 十二指肠 NET（G2）（病例提供：九州医疗中心消化内科　和田将史）。

和田提供了十二指肠 X 线造影图像（**图 2a**）和上消化道内镜图像（**图 2b**）。佐野村（北摄综合医院消化内科）和入口（东京都癌检诊中心消化内科）负责读片。佐野村对十二指肠 X 线造影的图像进行了汇报：十二指肠球部后壁可见一大小约 2cm 的隆起性病变，由于为混合形态考虑也可能缘自壁外的压迫，高度怀疑 GIST（gastrointestinal stromal tumor）。入口则考虑为表面非肿瘤性的腔内隆起性病变，可能为 GIST 或 Bruuner 腺肿瘤。齐藤（市立旭川医院消化病中心）则认为黏膜下肿瘤样病变的凹陷止中央存在突起部分，考虑为 NET（neuroendocrine tumor），其他疾病在形态方面不符合。内镜图像方面，佐野村也怀疑 GIST，入口从 NBI 所见的血管像来看考虑为 NET。齐藤指出内镜所见符合 X 线造影像，仍然考虑为 NET，并且进行了补充：突起的部分不是肉芽应该是露出的肿瘤。丸山（藤枝市立医院消化内科）认为需要与 IFP（inflammatory fibroid polyp）进行鉴别。

活检组织病理诊断为 NET G2。术前检查发现了淋巴结转移和肝转移，施行了十二指肠部分切除、淋巴结清扫及微波凝固疗法治疗。

桃崎（九州医疗中心临床检查部）负责病理解读。从手术标本来看，病变深达十二指肠浆膜下层，肿瘤存在于较薄的炎性肉芽组织之下，为类圆形细胞，呈片状分布，嗜铬粒蛋白 A（Chromogranin A）、突触素（Synaptophysin）、CD56 均阳性，MIB-1 指数为 10%，核分裂数为 15/10 HPFs，因此为 G2。藤原（九州大学大学院医学研究院保健学部门检查技术科学分部）认为凹凸不平的隆起可能由肿瘤成分构成，八尾（顺天堂大学大学院医学研究科人体病理生理学教研室）则指出隆起内也混有肉芽组织。

齐藤的读片实在是太精彩了！大约在 10 年前的早期胃癌研讨会（当时为早期胃癌检诊协会）上，马场先生曾说“漂亮的造影图像能够提供给我们比内镜图像更多的信息”，此病例的十二指肠 X 线造影图像和齐藤的读片又让我想起了这句话（松田）。

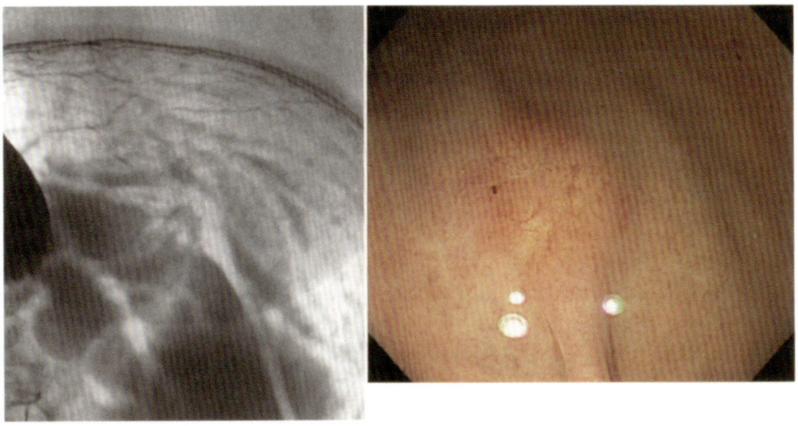

3a | 3b

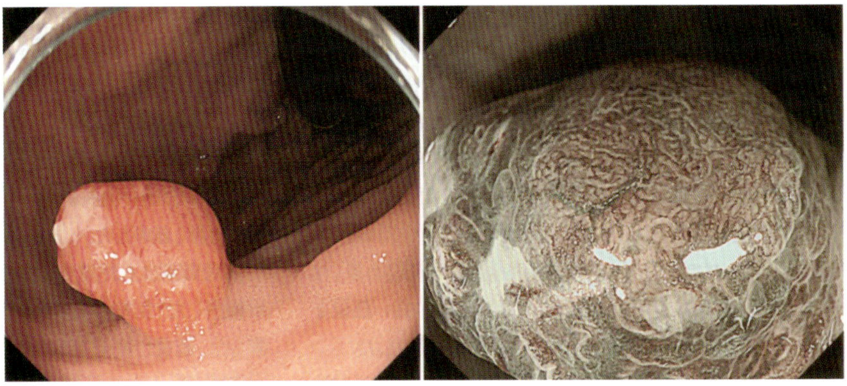

4a | 4b

[第 3 例] 60 多岁，女性。结节病的胃部病变（病例提供：东京都癌检诊中心消化内科 山里哲郎）。

丸山（藤枝市立综合医院消化内科）负责 X 线造影图像的读片。胃体部和胃穹隆部各见一处边界清晰的凹陷性病变，诊断为同时多发分化型胃癌，胃体部病变为 T1a，胃穹隆部病变为 T1b（**图 3a**）。长滨（千叶德州会医院消化内科）认为两处病变都发生于胃底腺区域，不应该为分化型，胃体部病变诊断为 T1a 的胃型或胃底腺型胃癌，胃穹隆部病变诊断为 T2 以深的硬癌的前期（pre scirrhous）。

竹村健一（石川县立中央医院消化内科）负责内镜图像的读片，指出胃体部及胃穹隆部可见伴有黏膜集中的凹陷性病变，边界不明显（**图 3b**）。即使 NBI 放大（magnification endoscopy with narrow band imaging; NBIME）观察图像中也未见异常的表面结构和血管结构，由于在表面未见癌所见，因此怀疑黏膜深部存在胃底腺型胃癌。吉村（济生会福冈综合医院消化内科）则认为由于缺乏癌的表现，可能为肉芽肿性胃炎或淀粉样变性。丸山再次发言：由于白光内镜所见为黄白色边界不明显的隆起性病变，表面尚可见怒张的血管，应该为结节病的典型病例。小泽（综合犬山中央医院消化内科）发表意见：NBIME 图像中可见病变表面残留小的 round pit，可以否定胃底腺型胃癌，应该为以黏膜下层为主的病变，首先考虑结节病。

EUS（endoscopic ultrasonography）图像读片由平泽（仙台厚生医院消化内科）负责：病变以 LPM（lamina propria mucosae）为主体，考虑为胃底腺型胃癌。长南（仙台厚生医院消化内科）也认为从 EUS 图像上来看病变起源于黏膜下层。最后有请八木（新潟大学地域医疗教育中心鱼沼基干医院消化内科）发言：通过 NBIME 观察，round pit 全部存在，所以不是黏膜内病变，应为以 SM 为主体的病变。总结了以上 8 名专家的读片意见，最终临床诊断定为结节病。

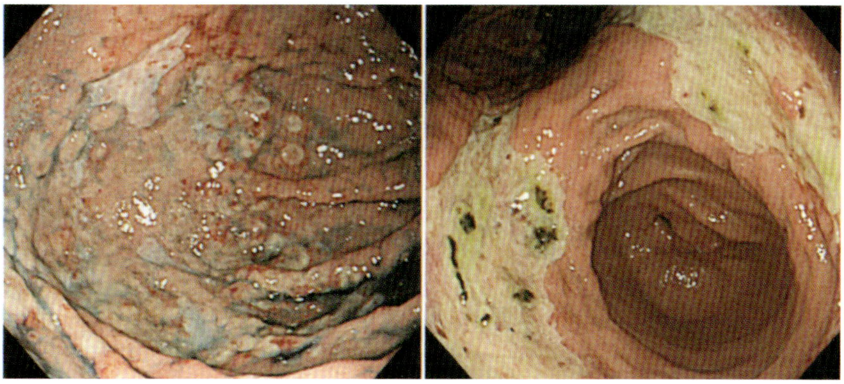

5a | 5b

由山村（东京都癌检诊中心检查科）进行病理解说。伴有 SMT（submucosal tumor）隆起的凹陷性病变共计有 5 个，在每个病变的中央部都进行了病理取材，所有的活检标本都符合结节病改变。

［第 4 例］ 50 多岁，女性。发生于增生性息肉的高分化腺癌（病例提供：藤田保健卫生大学消化内科 田原智满）。

X 线造影图像由山里（东京都癌检诊中心消化内科）进行解读。发生于无萎缩的胃底腺区域，可见轻度不规则的隆起，诊断为胃底腺型胃癌。

内镜图像由高桥（佐久医疗中心内镜科）进行解读。第一眼看上去像增生性息肉内癌变（**图 4a**），NBI（narrow band imaging）观察背景黏膜可见 round pit（**图 4b**），考虑为发生在胃底腺区域的胃底腺型胃癌。野中（埼玉医科大学国际医疗中心消化内科）也认为是胃底腺型胃癌，病变表面构造均规整，表层为非肿瘤。春间（川崎医科大学综合医疗中心）则认为是 NET（neuroendocrine tumor），仅局部出现在病变表层。另外，平泽（仙台厚生医院消化内科）认为是胃底腺型胃癌，局部可见癌露出于表面。最后请八尾建史（福冈大学筑紫医院内镜科）解读：大部分腺窝上皮为增生性，部分窝间部变窄的区域表面构造也是规整的，因此表层为非肿瘤性的，最可能的诊断为 NET。

接下来展示了共聚焦激光内镜图像，野中进行读片：背景黏膜为非肿瘤性的，通过本张图像无法判断顶端部分是否为癌。

塚本进行病理解读：增生性息肉的表层部分为分化型癌。大部分隆起呈低密度绒毛样结构，仅顶端局部密度较高，与此部位相对应的为分化型癌。

［第 5 例］ 40 多岁，男性。胃梅毒（病例提供：东京女子医科大学消化内科 久礼里江）

柴（岛根大学医学部附属医院光学医疗诊疗部）进行内镜图像的解读：自胃窦至胃角可见多发的形态不规则的糜烂或浅溃疡，由于附着污秽的黏液，怀疑其为感染性病变（**图 5**）。虽然病变扩展到胃穹隆部这点稍稍不符合，但仍首先考虑诊断为梅毒。田沼（手稻仁会医院消化病中心）据同样的所见也疑诊为感染性病变，由于不规则的溃疡呈多发性，诊断为巨细胞病毒感染。小林（福冈山王医院消化内科）认为病变范围广泛这点与梅毒的诊断不存在矛盾。

长南（仙台厚生医院消化科）对 X 线造影图像进行解读：由于没有幽门狭窄，所以可以否定梅毒。小林再次发表意见：也存在不伴有幽门狭窄的梅毒。赤松（长野县立信州医疗中心内镜中心）认为由于病变范围稍广，综合考虑诊断为梅毒。

八尾 隆史（顺天堂大学医学部人体病理病态学）对病埋进行了解说：在活检组织中检出了螺旋体，诊断为梅毒。经抗菌药物治疗后的内镜图像可见多发溃疡都形成了瘢痕。岩下（福冈大学筑紫医院病理部）指出第 2 期梅毒的早期及晚期在肉眼图像、病理组织学图像方面是有差别的。

以往的病例报告中，胃梅毒镜下表现为以胃窦部为主体的多发糜烂，X 线造影图像中多伴幽门狭窄，本病例中由于糜烂溃疡扩展到胃穹隆部，因此没有引起幽门狭窄。即使是第 2 期梅毒，随着检查时间的不同，也可能得到不同的镜下所见。

（小山）

第 18 届临床消化病研讨会

“消化道会场”的主题回顾

后藤田 卓志　　八尾 建史　　春日井 邦夫

张惠晶　译

2017 年 7 月 29 日（星期六）于 bellesalle 高田马场举办了第 18 届临床消化病研讨会。分为“消化道会场”和“肝胆胰会场”，“消化道会场”分为 4 个主题：①炎症性肠病——通过病例学习肠道的炎症性疾病；②消化道癌（形态学）：上消化道胃癌诊断的温故知新；③功能：发布慢性便秘症的指南；④消化道癌（形态学）：下消化道大肠隆起性病变诊断基础及凹陷。

主题 2. 消化道癌（形态学）：上消化道胃癌诊断的温故知新

八尾 建史（福冈大学筑紫医院内镜科）和后藤田卓志（日本大学医学部内科学系消化肝脏内科学分部）担任主持，村聪（福冈大学医学部病理学教研室）负责病理点评。

［第 1 例］ 60 多岁，男性。进展期胃癌。

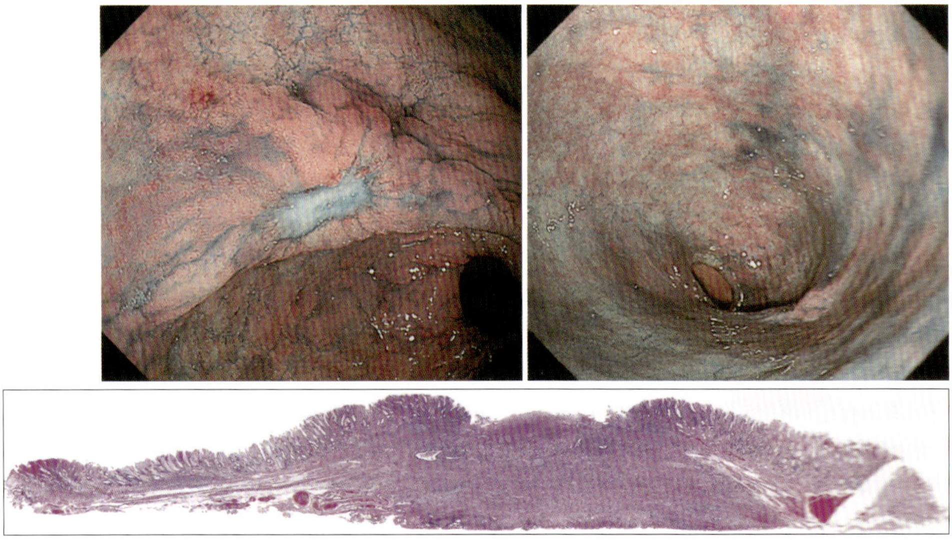

1a　1b
1c

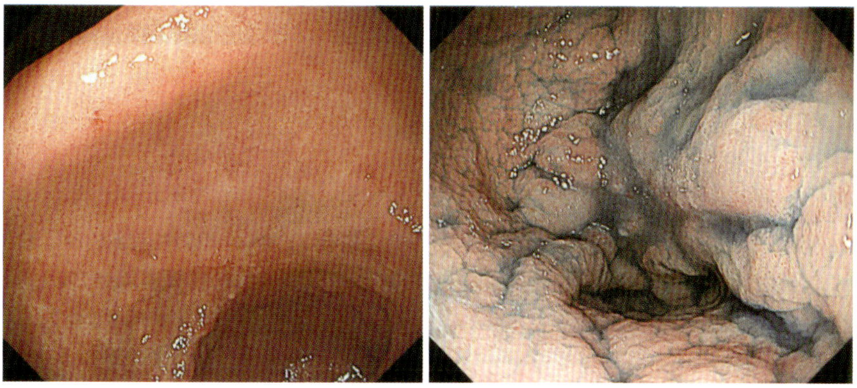

2a | 2b

0-Ⅱc-like 进展期型，pT1b（SM2），ly1，v1，高－低分化腺癌（病例提供：福冈大学筑紫医院消化内科 金光高雄）

外院行胃镜检查于幽门前区见一处溃疡。因服用阿司匹林未进行活检，为进一步精查来福冈大学筑紫医院就诊。

山里（东京都癌检诊中心消化内科）进行内镜图像解读：从白光及色素内镜图像（**图1a、b**）来看，幽门胃窦部前壁偏小弯侧的溃疡性病变，溃疡周边黏膜呈褪色改变，溃疡边缘不规整且局部伴有浅凹陷，因此诊断为癌。溃疡部分的增厚是由消化性溃疡所引起的炎症反应。通过问卷调查方式对会场的意见进行了统计，消化性溃疡占40%，胃癌占51%，淋巴增生性疾病占9%。关于活检部位的意见经统计分析为：①溃疡边缘6点方向占4%；②溃疡边缘2点方向占92%；③溃疡底部占3%。通过放大观察，溃疡边缘2点方向可见 demarcation line 和不均一不规则的 loop 状血管，因 irregular MV（microvascular）pattern 阳性，故诊断为高分化腺癌。

切换到充分伸展后的内镜图像，山里进行读片：如果是普通的溃疡病变，高度应该一致，而病变口侧部分的隆起为固定的，因此考虑其为癌浸润引起的可能性大。另外，在俯卧位第二斜位进入少量空气后的X线侧面图像中可见胃壁略变形，收缩图像中也未见皱襞融合，隆起可能是由溃疡纤维化所引起的。关于浸润深度，问卷调查统计，M至SM1占49%，SM2以深占51%。

关于术前浸润深度的判断，X线侧面图像中可见胃壁变形，无论有无收缩形态都未见变化，因此诊断为T1b2（SM2），应患者强烈要求施行了ESD（endoscopic submucosal dissection）治疗。ESD术后的病理诊断：高分化至低分化腺癌，pT1b2（SM2，1600μm，ly1，v1，pVM1。附着白苔的溃疡部分为炎性渗出物，黏膜下层呈高度间质反应，全层均可见肿瘤细胞。后期追加了胃幽门侧切除术，术后病理发现自黏膜下层至固有肌层可见高分化至中分化腺癌的残留。

二村（福冈大学医学部病理学教研室）进行了病理点评，指出由于黏膜下癌巢的浸润导致其上方黏膜受挤压上抬，因此呈现为黏膜下肿瘤样的隆起（**图1c**）。另外黏膜下层的纤维增生是伴随癌的间质浸润所产生的。病例提供方进行了总结：白光内镜观察的基础上进行有目的的放大观察对于病变性质的诊断是非常有价值的；判断病变范围时，内镜下图像及X线图像中都一致发现了隆起；对于病变深度的判断来说，梯形上抬（胃壁充分伸展时所见的黏膜下浸润部分的隆起和周围黏膜的上抬现象）所见是非常重要的。

通过本病例，大家对梯形上抬所见在判断浸润深度方面的价值有了重新的认识，在此基础上再介绍1例典型的病例。

［第2例］ 70多岁，男性。早期胃癌，手术的病例。0-Ⅱc，pT1a（M），ly0，v0，UL（－），高分化腺癌，淋巴结无转移（病例提供：千叶德州会医院消化内科 宇贺地良平）。

上消化道筛查经内镜检查发现的病变，提供了6张胃部精确X线图像和上消化道内镜图像［普通光观察图像6张，喷洒色素图像4张，NBI（narrow band imaging）放大观察图像2张］。田沼

（手稻溪仁会医院消化内科）进行图像解读：通过X线图像可见呈高度萎缩的胃黏膜，幽门附近的胃窦小弯侧可见伴有皱襞集中的浅凹陷性病变。由于伴有皱襞集中及皱襞中断，因此考虑为早期胃癌，侧面图像中未见胃壁硬化，由于皱襞集中判断浸润深度达SM2。从普通内镜图像来看，胃呈高度萎缩改变（**图2a**）。胃窦小弯侧可见一处凹陷性病变，病变整体呈褪色改变、中央发红，周边伴皱襞集中。喷洒色素后，病变的范围也与普通观察时呈现褪色的区域一致（**图2b**）。由于病变呈褪色改变、凹陷程度比较明显，因此组织学类型判断为低分化腺癌。病变伴有溃疡，再考虑到病变的大小，判断浸润深度达SM。然后切换到NBI弱放大图像。通过放大图像，可见病变边界存在非常清晰的demarcation line，病变内部表面微细结构未被破坏，因此诊断为分化型腺癌。通过总结以上所见，诊断为早期胃癌，0–Ⅱc［UL（+）］，分化型，浸润深度达SM。经调查统计，认为浸润深度为M和SM的比例各占一半。来自会场的绪方（佐贺县医疗中心好生馆消化内科）则认为充气后伸展开来的胃镜图像中皱襞向一处集中，从这点来看不能判断浸润深度为SM。对于治疗方案，后藤田（日本大学医学部内科学系消化肝脏内科学分部）认为病变的浸润深度虽为M，但考虑到病变范围在3cm以上，再加上UL（+），应采取手术治疗。

病例提供方的术前诊断为：早期胃癌，大小40mm，分化型，浸润深度SM，施行了胃幽门侧切除术。

由二村（福冈大学医学部病理学教研室）进行病理解说。最终诊断为：高分化管状腺癌，0–Ⅱc，pT1a（M），ly0，v0，UL（–），淋巴结无转移。未见病灶内Ul–IIs的病理组织学所见，这点与临床医生的读片所见有所不同。经Masson—Trichrome染色后于黏膜下层可见轻度的纤维增生，与周边黏膜相比较黏膜肌层增厚。这可能是引起皱襞集中的原因。由于黏膜肌层未见断裂，因此无UL的病理组织学所见。

有学者在讨论过程中，对吸气后判断浸润深度还是充气使胃壁充分伸展后再判断浸润深度产生了分歧。但是对本病例来说，即使存在皱襞集中，原则上也应该观察充气后胃壁完全展开时是否存在充气不良的所见，然后再进行浸润深度的诊断。从外侧来观察病变时，要重视梯形上抬所见。以往的报告（八尾恒良等，《胃与肠》43：1109–1125，2008）就指出如果达到一定程度的癌变，据梯形上抬所见是能够进行正确诊断的。八尾恒良（佐田医院）总结道：为了明确镜下图像的所见与哪种病理组织学所见相对应，关键在于对这些临床与病理的对应要进行不断积累。

会议主席最后强调：该主题的2例病例是互相对应的，为了判断浸润深度，可以采取充分注气使胃壁伸展，或从略倾斜的角度进行观察等方法，重要的是将观察条件进行统一后再判断。

（日本大学医学部内科学系消化道肝脏内科学分部 后藤田 卓志
福冈大学筑紫医院内镜科 八尾 建史）

表1 调查问卷一览

①每个月诊疗，治疗的便秘患者人数为多少？
②日常诊疗中最多的便秘类型为哪种？
③目前，是否灵活Rome Ⅳ诊断慢性便秘症？
④今后能否将即将出版的《慢性便秘诊疗指南》灵活用于日常诊疗？
⑤日常诊断，治疗时用到的指标是什么？
⑥进行自觉症状的问诊时，优先提问哪个症状？
⑦日常诊疗症状便秘经常合并的基础疾病为什么？
⑧日常诊疗中考虑的容易引起便秘的药物为什么？实际上遇到的引起药物性便秘的药物为什么？
⑨关于便秘诊疗：第一选择用药为什么？
⑩关于便秘诊疗：第二选择用药为什么？
⑪关于便秘诊疗：第三选择用药为什么？
⑫同④（第二次）

主题3. 功能：发布慢性便秘症的指南

春日井 邦夫（爱知医科大学医学部内科学教研室消化内科）担任主持，鸟居明（鸟居内科诊所）以“消化系统医生对便秘的认识和便秘诊疗的现状调查：通过问卷调查”为题进行了演讲。

随着饮食结构不断西方化、社会压力不断增大及人口逐渐老龄化等问题的加重，便秘患者也逐年增加，如今将其称为生活习惯病也不为过。《2016年国民生活基础调查概况》[1]中，提到每1000人中有便秘症状的男性为24.5名，女性为45.7名，远远超过代表胃食管反流病的胃反酸烧

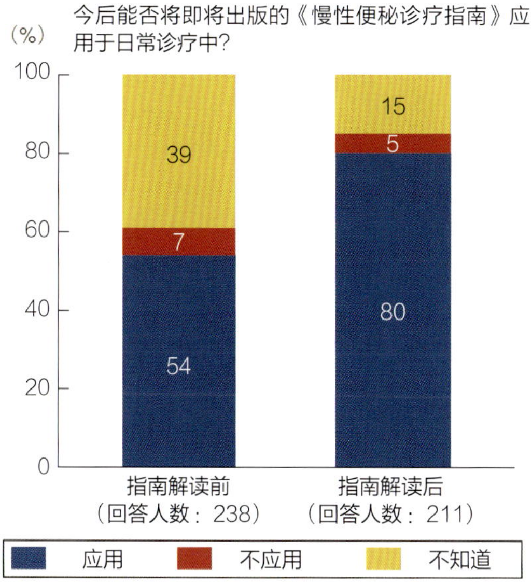

图3 指南解读前后对比

心症状（男性 19.2 名，女性 27.4 名）及代表肠易激综合征及功能性消化不良的腹痛、胃痛（男性 13.4 名，女性 21.9 名）等症状的人数，是仅次于腰痛、肩痛等诉求最多的症状。然而有报告指出，在以欧美为中心的地区，便秘与胃食道反流病及肠易激综合征等出现了交叉现象，便秘作为一种与消化道所有领域症状都相关的疾病是非常重要的。

特别是约 30 年内首次推出了针对慢性便秘症和便秘型肠易激综合征的新药，另外 2017 年 10 月日本也首次发布了慢性便秘症的诊疗指南，因此推测对便秘的关注度会不断得到提高。

本部分将消化科专业医生对便秘的认识和便秘的诊疗现状通过 11 个问题的问卷调查方式进行了统计（**表 1**）。另外，制订《慢性便秘诊疗指南》的成员之一鸟居先生对便秘的定义、病理生理、诊断标准、引发慢性便秘的基础疾病及药物、治疗方法（保守治疗（内服药，外用药）、外科治疗）等进行了一一解说。由于研讨会当天为发布指南之前，因此将其作为指南草案来提出。

200 名 20～60 岁的消化科专业医生参加了问卷调查。每月对 10～20 名的便秘患者进行诊断和治疗过程中，发现大多数的便秘类型为“便秘次数减少型”“排便困难型”“两者都有型”，其间没有特别的偏差。90% 以上的医生未使用对于功能性便秘的诊断 / 治疗的国际诊断标准中的 Rome Ⅳ 4)。用于诊断 / 治疗的指标，30% 以上的回答为自觉症状、腹部单纯 X 线检查、内镜检查。尤其回答内镜检查的比例之高是本次研讨会的一个特征。问诊方面仍然是“排便次数优先”的回答最多。合并便秘的基础疾病方面以精神 / 神经、内分泌 / 代谢疾病的回答居多，其次为大肠的器质性异常。在药物引起便秘方面，阿片类药物、抗精神药物、化学疗法制剂各占 40% 左右（重复回答）。对于治疗便秘的药物问题，超过 70% 首选的一线药物为渗透压性泻药，50% 选择的二线药物为刺激性泻药，三线药物为改变上皮功能药物（40%）和中药（23%），这样一个治疗策略。与所预期的一样，渗透性泻药和刺激性泻药仍然在处方动态上占据牢固的位置。

本届会议上将“今后能否将即将出版的《慢性便秘症诊疗指南》应用于日常诊疗中？”这一问题在鸟居先生进行指南解读前后分别进行了调查，结果如**图 3** 所示。应用指南比例从解说前的 54% 增加到解说后的 80%，这应该归功于鸟居先生短时间内对要点进行精彩解说的结果。

在实际诊疗时，对于便秘这种患病率非常高的疾病来说，不论专家还是非专家，如何将本次发布的《慢性便秘诊疗指南》应用到今后的诊疗和治疗中是笔者比较关注的问题。

参考文献

[1] 厚生労働省. 平成28年国民生活基礎調査の概況. http://www.mhlw.go.jp/toukei/saikin/hw/k-tyosa/k-tyosa16/dl/16.pdf (2017年12月5日時点)

[2] Talley NJ, Dennis EH, Schettler-Duncan VA, et al. Overlapping upper and lower gastrointestinal symptoms in irritable bowel syndrome patients with constipation or diarrhea. Am J Gastroenterol 98:2454-2459, 2003

[3] 日本消化器病学会関連研究会慢性便秘の診断・治療研究会 (編). 慢性便秘症診療ガイドライン 2017. 南江堂, 2017

[4] Lacy BE, Mearin F, Chang L, et al. Bowel Disorders. Gastroenterology 150:1393-1407, 2016

（愛知医科大学医学部内科学講座消化管内科　春日井邦夫）

编辑后记

松本 主之 岩手医科大学医学部内科学部消化内科消化道分部

本期《胃与肠》的主题为“小肠出血性疾病诊断及治疗最新进展”。21世纪初，随着胶囊内镜及双气囊小肠镜的相继开发及批准应用，小肠疾病逐渐引起关注。由此，短期内就积累了临床上关于小肠疾病的新见解，同时《胃与肠》也促成了这一期小肠特辑。接下来谈到了日本或者欧美发表的关于小肠内镜检查的共识或者指南。如松井的序及矢野等的主题文章中所讲到的，隐性或者显性出血为小肠疾病发生率最高的临床症状，以前被称为“不明原因的消化道出血（obscure gastrointestinal bleeding；OGIB）”，大多是由小肠疾病所引起。因此，全世界报道了各种关于小肠出血的诊疗流程。

接下来，研读了主题论文，这些文章对大部分的小肠疾病进行了详细解说。现状是除了肿瘤性病变、炎症性病变、血管性病变外，还包括专业的消化科医生应该知道的罕见病变，这些几乎都可以引起小肠出血。其中，二村的主题文章中，将以往信息量比较少的小肠疾病的病理所见进行了详细描述，我认为是值得必读的内容。另外，对主题文章中的每一部分都进行了拜读，发现某些内容也并非都很丰满翔实。从食道、胃、大肠的肿瘤性病变的主题中所体现出来的“对消化道疾病的热情”，在本书中几乎没有体现出来。

推测其原因，主要想到了以下几方面因素。首先，自气囊内镜及胶囊内镜检查应用临床以来，急速推进了小肠疾病诊断学的进步，而这些年却几乎没有新的共识意见。例如：备受关注的CTE（CT enterography）或MRE（MR enterography）虽然被认为是克罗恩病的专门检查项目，但也很难说在临床上得到了广泛应用。另外，与十二指肠不同，由于小肠的肿瘤性病变比较少，所以将图像增强内镜用于临床的研究几乎没有进展。基于以上原因，不得不说本书的内容与几年前就策划的小肠疾病主题的内容存在相似的部分。关于这一点，包括我在内的策划委员会的策划方案不够完善可能也是其中一方面原因。

另一个因素是，书中每篇文章几乎没有展示其中的数据，这也是不容忽视的问题。作者由于各种原因回避了原始格式的详细记录，这也是可以理解的。但本书是以通过原始的消化道形态学来介绍与疾病的病理生理相关的新知识为宗旨的医学杂志而存续下来的。杂志页面不应该仅仅展示与疾病相关的简单枯燥的解说和内镜图像，希望可以详细描述包含回顾性分析在内的自身的研究成果及由此带来的一些思考。

但是，作为学习小肠疾病的入门书，本书还是呈现了非常出色的内容和精美的图像。除介绍肿瘤性病变外，还介绍了血管性病变、克罗恩病和非甾体抗炎药相关性的小肠溃疡、血管炎综合征的炎症性病变及罕见疾病等，非常全面地介绍了临床医生应该了解的疾病。请务必阅读每篇文章的精髓，如能将其应用到小肠疾病的诊断及治疗过程中，我会感到非常荣幸。